HYGIÈNE DES LYCÉES.

Troisième Partie :

ALIMENTATION ET RÉGIME ALIMENTAIRE.

(DOCUMENTS OFFICIELS.)

OUVRAGES DU MÊME AUTEUR :

Chez M. Delalain, *libraire, rue des Ecoles,* 76, *vis-à-vis la Sorbonne, Paris.*

1° **Comptabilité des lycées impériaux et des colléges communaux,** recueil méthodique de tous les décrets, arrêtés et règlements relatifs à la gestion économique et financière de ces établissements ; deuxième édition, entièrement refondue et considérablement augmentée ; 1 fort vol. in-8°, avec un *Supplément* contenant les actes officiels de 1860 à 1863, br........ 7 fr. 50

Le *Supplément* (1860-1863), séparément, br.............. 1 fr. 50

(Cet ouvrage a été approuvé pour l'administration des lycées par décision ministérielle.)

2° **Hygiène des lycées,** etc., extrait relatif aux précautions à prendre en temps d'épidémie cholérique, comprenant tout ce qui a rapport à la salubrité générale des bâtiments, des locaux ; à l'aération, la ventilation, le chauffage et la désinfection, etc. etc., 1 vol. in-8° de 80 pages.......................... 1 fr. 75

EN PRÉPARATION :

3° **Dictionnaire de l'administration matérielle et financière des lycées, des colléges communaux et des écoles normales primaires.**

4° **Hygiène des lycées, des colléges et des institutions de jeunes gens,** rédigée d'après les documents les plus autorisés, en conformité de l'arrêté ministériel du 15 février 1864 relatif aux Commissions d'hygiène des lycées.

Cet ouvrage paraîtra en cinq parties, dont voici le sommaire :

Première partie. Introduction, bâtiments, mobilier, chauffage, éclairage, ventilation, propreté des locaux, assainissement et désinfection.

Deuxième partie. Vêtements et propreté des élèves.

Troisième partie. Alimentation et régime alimentaire.

Quatrième partie. Régime intérieur : travail, exercices, récréations, repos, etc.

Cinquième partie. Service médical.

HYGIÈNE

DES

LYCÉES, COLLÉGES,

& DES INSTITUTIONS DE JEUNES GENS,

COMPOSÉE

D'APRÈS LES DOCUMENTS LES PLUS AUTORISÉS,
CONFORMÉMENT A L'ARRÊTÉ MINISTÉRIEL DU 15 FÉVRIER 1864
SUR LES COMMISSIONS D'HYGIÈNE,
ET AUX INSTRUCTIONS ET CIRCULAIRES RELATIVES A CET ARRÊTÉ,

Par **Romuald GAILLARD**,
Officier d'Académie,
Econome au Lycée impérial de Vesoul.

TROISIÈME PARTIE :

ALIMENTATION & RÉGIME ALIMENTAIRE.

(DOCUMENTS OFFICIELS.)

SOMMAIRE DES CHAPITRES.

VESOUL,
TYPOGRAPHIE DE A. SUCHAUX.

1866.

PRÉFACE.

Un arrêté de M. le Ministre de l'instruction publique en date du 31 mars 1853 a institué « une commission à l'effet d'examiner, au « triple point de vue de la qualité, de la quantité et de la prépara- « tion, le régime alimentaire des trois lycées d'internes de la ville « de Paris, et de proposer au Ministre toutes les améliorations dont « ce régime serait susceptible, et qui, tout en ajoutant au bien-être « des élèves, pourraient se concilier avec une sage économie. »

Un rapport est émané de cette commission, qui avait à sa tête M. Bérard (1). C'est ce rapport, qui a servi de base à la réglementation du régime alimentaire des lycées, que notre brochure reproduit aujourd'hui avec tous les documents qui peuvent servir à l'interpréter et même à le compléter.

Les limites de cette brochure ne pouvant embrasser d'une manière complète tout ce qui a rapport à l'*alimentation et au régime alimentaire des lycées, etc.*, nous nous sommes restreint à ne donner que les documents officiels relatifs à ce sujet, nous réservant de publier, dans un second ouvrage, tout ce qui concerne la connaissance des aliments les plus usuels, et leurs diverses préparations considérées dans leurs qualités alibiles et de leur influence sur la santé.

C'est donc plutôt au point de vue de la quantité que de la qualité que le régime alimentaire est considéré dans ce travail : le rapport de M. Bérard, qui lui sert de base, nous y invitait ; nous étions sollicité d'ailleurs à cette préférence par la tendance bien marquée de quelques inspecteurs à trouver presque toujours exagérées les consommations des principales denrées alimentaires détaillées dans les comptes des lycées. Aussi avons-nous cherché à

(1) La commission instituée par cet arrêté était composée de la manière suivante :

MM. Bérard, inspecteur général de l'ordre de la médecine, *président ;*
Gillette, médecin du lycée impérial Louis-le-Grand ;
Levraud, médecin du lycée impérial Napoléon ;
Alibert, médecin du lycée impérial Saint-Louis.

établir, par des chiffres puisés à des sources irrécusables, quelques bases fixes pouvant servir à des calculs raisonnables et à combattre les observations qui se présenteraient sans fondements sérieux.

C'est dans cette pensée que, particulièrement pour la viande, et après avoir fait connaître les quantités officielles allouées dans différentes écoles et établissements analogues sur ce point aux lycées, nous avons été conduit, afin de compléter notre travail, à des calculs sur les différentes pertes qu'éprouvent les viandes de boucherie jusqu'à leur arrivée sur la table des élèves.

Tous les détails que nous donnons ne seront point regardés comme futiles par ceux qui savent quels résultats déplorables peuvent sortir de calculs faits sur de fausses bases, lorsque ces calculs, pris pour vrais, iraient jusqu'à faire croire qu'il y a défaut de surveillance et désordre dans l'administration d'un proviseur et la gestion d'un économe.

Nous aurons atteint le but que nous nous sommes proposé, si nous parvenons à attirer l'attention sur ce point important que nous signalons. Pour triompher des erreurs, rien ne saurait être plus fort que les chiffres qui reposent sur des expériences que l'on peut renouveler à chaque instant. N'est-ce pas d'ailleurs sur l'expérience qu'on devrait toujours se baser, au lieu de fonder son jugement sur des données prises au hasard, et qu'un contrôle préalable n'a pas reconnues applicables au cas particulier qu'on veut juger ?

Vesoul, 30 novembre 1866.

R. GAILLARD.

HYGIÈNE

DES

LYCÉES, COLLÉGES

& INSTITUTIONS DE JEUNES GENS.

EXTRAIT DE LA TROISIÈME PARTIE :

ALIMENTATION & RÉGIME ALIMENTAIRE.

CHAPITRE PREMIER.

Rapport de M. BÉRARD à M. le Ministre sur le régime alimentaire des lycées de Paris (29 avril 1853).

PRÉLIMINAIRES. — Les rapports qui vous sont parvenus sur le régime alimentaire des trois lycées à pensionnat de Paris, et la discussion qu'ils ont soulevée, en votre présence, dans le comité des inspecteurs généraux, vous ont fait craindre que ce régime ne fût pas complétement satisfaisant. Vous avez désiré que la question fût étudiée par des hommes spéciaux. Vous avez institué à cet effet une commission dans laquelle vous avez appelé les médecins des trois lycées, MM. les docteurs Alibert, Gillette et Levraud, et dont vous avez bien voulu me conférer la présidence.

L'objet sur lequel vous avez dirigé notre attention méritait bien d'exciter votre sollicitude. Vous avez voulu qu'à la culture intellectuelle et morale on joignît, dans les établissements de l'Etat, l'emploi bien entendu des soins physiques qui favorisent le développement du corps. Vous avez compris que la santé et une certaine vigueur de la constitution devaient prêter leur assistance aux travaux de l'esprit. Vous n'avez négligé aucun des moyens par lesquels l'éducation peut modifier, améliorer la nature de l'homme. L'alimentation tient une place importante parmi ces modificateurs. Si, chez l'adulte, les effets d'une alimentation insuffisante peuvent être temporaires, comme leur cause, il n'en est plus de même chez les enfants; ceux-ci conserveront toute leur vie les traces d'un développement imparfait. C'est que, dans les premières années, l'aliment ne doit pas servir seulement à l'*entretien*, mais encore à l'*accroissement* du corps. L'alimentation insuffisante est d'autant plus dangereuse que, d'ordinaire, ses effets sont méconnus; ce n'est pas précisément un état maladif qu'elle occasionne, mais le corps n'arrive pas aux proportions qu'une meilleure hygiène lui eût permis d'atteindre; *l'intelligence* sera *servie* désormais par des *organes* débiles et peu capables de lui prêter leur concours.

La commission s'est efforcée de répondre aux vues de M. le Ministre; je passe immédiatement à l'exposé de ses opérations. Elle s'est transportée, à plusieurs reprises, dans les lycées, au moment où le repas des élèves et des maîtres allait être servi. Elle s'y est rendue aux jours où l'usage de la viande était permis et aux jours où il était interdit. Elle a étudié le régime des élèves aux points de vue de la *quantité* des aliments, de leur *qualité*, de leur *mode de préparation*. L'examen des menus, pour une certaine période de temps, lui a permis de constater si on avait introduit ou non dans l'alimentation cette *variété* si propre à entretenir le bon état des forces digestives et si favorable au développement du corps. Je ferai connaître successivement à M. le Ministre les résultats de nos enquêtes sur la *viande*, le *bouillon*, le *pain*, le *vin* et les *aliments maigres* servis aux élèves des lycées.

VIANDE. — On ne pourrait remplacer la viande dans le régime alimentaire de l'homme que par l'emploi d'une énorme quantité de substances végétales et par l'usage excessif, et dès lors nuisible, des œufs, du laitage et de ses préparations. Il était donc important de rechercher si la viande entrait en proportion convenable dans les repas des élèves des lycées.

Recherches sur la quantité absolue. — Comment s'assurer de la *quantité absolue* accordée à chaque élève?

Fallait-il prendre, sur les états dressés par les économes, les chiffres exprimant la quantité de viande introduite dans chaque lycée pendant une année, diviser ce chiffre par le nombre des élèves et celui-ci par le nombre des jours de l'année?

Le résultat de ce mode d'enquête n'eût pas même été approximatif. En effet les maîtres, plusieurs employés et les gens de service prélèvent ou reçoivent une part assez considérable de ce qui a été préparé pour chaque repas. Ce qui reste n'est pas réparti d'une manière égale entre les élèves, ceux-ci étant divisés, d'après leur âge, en trois sections ou colléges, à chacune desquelles il est accordé une quantité différente d'aliments. D'une autre part, les vacances et les sorties périodiques des élèves sont l'occasion d'économies qui doivent tourner à l'amélioration du régime ordinaire des lycées.

Comment se flatter de faire la part de ces influences opposées, tendant les unes à réduire et les autres à accroître la somme des aliments distribués aux élèves? La commission ne l'a point essayé. Elle est arrivée à son but par un procédé plus simple, plus sûr, et surtout plus pratique. Le compte-rendu de notre première inspection fera connaître ce procédé.

Recherches faites sur la quantité de la viande allouée. — Quelques instants avant l'entrée des élèves et des maîtres au réfectoire, et sans avoir fait connaître à l'avance nos intentions, nous nous sommes transportés au lycée Saint-Louis; nous avons trouvé les parts faites et le dîner dressé dans la cuisine. Sur chaque plat, destiné à une table de dix couverts, étaient rangés dix morceaux de viande préparés pour autant d'élèves. Après avoir tenu compte de l'aspect, de l'odeur et de la saveur de l'aliment, toutes choses qui ne sont pas sans influence sur la manière dont il est accepté par l'estomac, nous avons fait mettre dans la balance les dix morceaux destinés à une table du petit collége. Nous en avons pris exactement le poids. Nous avons répété l'opération pour le grand et le moyen collége. Nous avons aussi fait mettre dans la balance quelques parts destinées aux maîtres. Tel a été, relativement à la *quantité* de viande acordée aux élèves et aux maîtres, le mode d'enquête employé par nous, et à plusieurs reprises, dans les trois lycées.

Voici les résultats que nous avons obtenus:

1° Pour dix *élèves du petit collége,* la moyenne de viande servie au dîner a été de 330 grammes, ce qui réduit à 33 grammes la part attribuée à chaque élève dans cette section. Le chiffre pour les dix élèves s'est élevé quelquefois à 350 grammes, ce que nous avons observé deux fois au lycée Louis-le-Grand. Dans d'autres cas il est descendu à 300 grammes, ce que nous avons constaté deux fois au lycée Napoléon. La quantité de viande distribuée au repas du soir n'est ni plus ni moins considérable que celle qui a été servie au dîner; soient donc 66 grammes ou 2 onces de viande environ pour la journée d'un élève du petit collége.

A cela il est ajouté, pour le dîner, un plat de légumes, et, pour le souper, une part de confitures, ou de marmelade, ou de fromage, ou de salade.

2° Venons aux *élèves du grand collége*. Le poids des dix parts préparées pour une table a oscillé entre 5 et 600 grammes. Le *maximum* a été observé encore au lycée Louis-le-Grand, et le *minimum* au lycée Napoléon. Prenons le chiffre de 550 grammes, ce qui donnera 55 grammes de viande pour le dîner d'un élève du grand collége, ou 110 grammes par jour, en tenant compte du souper.

3° Enfin dix *élèves du moyen collége* reçoivent environ 450 grammes de viande pour un repas, ce qui donne 45 grammes par tête et 90 grammes pour la journée.

Insuffisance de la quantité de la viande. — Il se présente ici une question importante et que nous devons essayer de résoudre. La viande entre-t-elle en quantité suffisante dans le régime des élèves des lycées lorsqu'elle s'y trouve à la dose de 66 grammes par jour pour les élèves de neuf à douze ans, à la dose de 90 grammes pour les élèves de douze à quinze ans, et de 110 grammes pour les élèves de quinze à dix-sept ou dix-huit ans (nous ne nous préoccupons pas ici du régime des maîtres, lesquels reçoivent une part près de deux fois aussi considérable que celle des élèves du grand collége)?

Sur la quantité et la nature des aliments nécessaires pour entretenir le jeu régulier des fonctions, la science moderne a formulé ses vues; l'empirisme avait depuis longtemps mis les siennes en pratique, et, chose qui vaut la peine qu'on la signale, la pratique et les idées spéculatives ne sont pas trop en désaccord.

La science nous apprend que, pendant cet ensemble d'actes que nous nommons *vie*, pendant que l'animal respire, pendant qu'il se nourrit, qu'il entretient sa température, qu'il se meut et qu'il sent, il y a de la matière organique détruite. La science recueille, elle analyse, elle pèse les produits de cette décomposition du corps, que le poumon et d'autres agents d'excrétion éliminent à chaque instant, et elle déduit enfin de cet examen quelles doivent être la *nature* et la *quantité* des aliments destinés à réparer ces pertes. Or ce que la science conseille l'instinct de l'homme le demande, et la pratique l'avait depuis longtemps réalisé soit dans la fixation de la ration d'entretien du soldat français, comme l'a fait observer quelque part M. Dumas, soit dans le régime alimentaire de certains établissements, parmi lesquels celui d'Alfort mérite d'être cité avec éloge.

A la vérité il s'agit d'adultes et dans les calculs des physiologistes et dans les exemples que j'ai choisis ; mais les différences que je vais signaler entre le régime alimentaire d'Alfort et celui des lycées paraîtront peut-être à M. le Ministre hors de proportion avec la différence d'âge des élèves de ces établissements.

Régime de l'école d'Alfort. — Voici, d'après les documents exacts que j'ai puisés près du directeur de l'école, le régime des élèves d'Alfort.

Il est affecté à chacun d'eux, pour les jours gras :

Au déjeuner	187g 50
Au dîner.................. ..	312 50

en tout 500 grammes de viande de boucherie, fraîche et non désossée.

Cette viande a perdu, après l'enlèvement des os, 125 grammes; après la cuisson, 125 grammes encore ; restent 250 grammes de viande cuite et désossée.

Un potage, un plat de légumes et une salade complètent le dîner, qui se trouve composé, comme on le voit, de trois plats, au lieu de deux qui sont servis dans les lycées.

L'école dépense dans les années ordinaires 90 centimes par jour et par élève pour le maintien de ce régime, qui a la plus heureuse influence sur la santé et la vigueur des élèves.

Revenons à la comparaison de la quantité de viande accordée aux élèves des lycées et à ceux d'Alfort.

Les élèves du petit collége reçoivent 66 grammes par jour ;

Ceux du moyen collége 90 grammes ;

Ceux du grand collége 110 grammes ;

Ceux d'Alfort 250 grammes.

Ainsi il est servi à ces derniers près de quatre fois autant de viande qu'aux élèves du petit collége, près de trois fois autant qu'aux élèves du moyen collége, et plus de deux fois autant qu'aux élèves du grand collége !

Les élèves de l'école normale reçoivent, pour un jour, de 220 à 230 grammes de viande cuite.

Enfin les enfants traités dans l'un de nos hôpitaux obtiennent, dès qu'ils sont entrés en pleine convalescence, une part de viande cuite pesant 140 grammes.

Ces faits ne nous portent-ils pas à craindre qu'il n'y ait une légère insuffisance dans cette partie si importante de l'alimentation des élèves des lycées? Je ne voudrais pas abuser des arguments scientifiques dans l'examen d'une question qu'une mère de famille résoudrait mieux peut-être qu'un professeur de physiologie; mais il est une considération qui me frappe et que je ne puis passer sous silence. Parmi ces produits que l'économie élimine incessamment, il en est un, l'*urée,* qui indique plus particulièrement la proportion de *matière azotée* détruite par le mouvement de la vie, et qui *doit être renouvelée* sous peine de dépérissement du corps. Des expériences rigoureuses ont démontré que si, dans une période de douze jours, un homme de vingt ans élimine 334 grammes d'*urée,* un enfant de huit ans, bien portant et bien nourri, en éliminera 170 grammes environ dans le même espace de temps. La proportion est comme 1 est à 2, et il s'agit d'enfants âgés de huit ans seulement, comparés à des hommes de vingt ans. L'induction nous enseigne qu'il ne serait pas sans inconvénient de s'éloigner par trop de cette proportion dans la répartition de la viande aux élèves des lycées, puisque la viande contient la plus grande partie de l'azote des aliments qui leur sont offerts. Il ne faut pas perdre de vue que la nourriture des enfants n'est pas employée seulement à l'entretien, mais encore à l'accroissement du corps (1).

Remèdes à l'insuffisance reconnue de la viande. — L'insuffisance à laquelle nous avons fait allusion plus d'une fois étant reconnue, on se demande comment il y faut remédier.

1° L'idée d'augmenter la somme affectée annuellement à la nourriture des élèves se présente naturellement. Cette mesure, à elle seule et dans l'état actuel des choses, ne conduirait peut-être pas au but que l'on se proposerait d'atteindre, et voici pourquoi. Au traitement fixe de MM. les économes des lycées il peut être ajouté un traitement éventuel. Cette sorte de gratification accordée à leur zèle et surtout à leur *économie* est prélevée sur les *boni* qu'ils ont pu obtenir dans cette partie de leur gestion qui a pour objet le régime alimentaire. La commission se plaît à rendre hommage à la parfaite intégrité, aussi bien qu'au talent administratif des économes des trois lycées à pensionnat de Paris; mais en examinant le question abstraction faite des personnes, elle ne peut s'empêcher de craindre que, dans la position faite à ces fonctionnaires, leur économie, par trop secondée par le chef de cuisine ou d'autres agents, ne dégénère en parcimonie, et que l'augmentation

(1) Voir au chapitre II, pages 14 et s., les réflexions relatives à ce passage.

pure et simple du budget des dépenses n'ait plutôt pour résultat d'enfler les *boni* que de grossir la ration alimentaire des élèves.

2° Il ne suffit donc pas de voter des fonds pour l'amélioration du régime des lycées, il faut dire en quoi consistera l'amélioration et imaginer un moyen de constater qu'elle a été obtenue. Voici ce que nous avons l'honneur de proposer, dans ce but, à M. le Ministre :

On fixera le poids de viande cuite qui devra être servie aux élèves des différents collèges ;

M. le proviseur du lycée, ou toute autre personne déléguée par M. le Ministre, pourront, aussi souvent que cela paraîtra nécessaire, s'assurer que la distribution a été faite conformément aux prescriptions du règlement. Notre enquête nous a montré combien ce contrôle était facile. Il suffit de se présenter au lycée un quart d'heure avant le service, et de faire jeter dans l'un des plateaux d'une balance les dix parts préparées pour une table.

Pesage des portions. — L'idée d'employer la balance pour opérer la répartition de la viande aux élèves des lycées n'est pas neuve, mais elle ne paraît pas avoir reçu une exécution bien rigoureuse.

Un règlement en date du 1er novembre 1812 accorde, article 20, 25 décagrammes (250 grammes) de viande par jour et par tête aux élèves des lycées.

Après défalcation faite de ce qui était alloué aux maîtres et aux gens de service, et de la perte provenant de l'enlèvement des os et de la cuisson, l'administration du lycée Napoléon avait depuis longtemps fixé comme il suit la ration de ses élèves:

Pour le grand collége, 55 grammes par repas ;

Pour le moyen collége, 50 grammes ;

Pour le petit collége, 45 grammes.

Mais nous avons vu précédemment que le couteau un peu parcimonieux du coupeur avait fait tomber de 45 grammes à 30 le poids de la part des petits, de 50 grammes à 45 le poids de la part des moyens. Quant au grand collége, il n'a subi qu'une réduction insignifiante.

Quantités proposées par la commission. — Nous pensons que tous ces chiffres, sauf celui du petit collége, sont trop peu élevés, et nous avons l'honneur de proposer à M. le Ministre de les remplacer par ceux-ci :

Pour le grand collége, 65 grammes par tête et par repas ;

Pour le moyen collége, 55 grammes;

Pour le petit collége, 45 grammes.

L'augmentation de dépense qui résulterait de cette modification dans le régime alimentaire ne serait pas aussi considérable qu'elle pourrait le paraître au premier abord, puisque cette petite addition au régime ne serait faite ni le vendredi, ni le samedi, ni aux dîners des dimanches, jeudis et mardis, jours où il est d'usage dans les lycées de joindre un second plat de viande au bœuf bouilli.

L'adoption du système que nous avons l'honneur de proposer à M. le Ministre affranchirait le régime alimentaire des lycées des perturbations que peut lui faire éprouver le rapport, nécessairement variable, du nombre des maîtres et employés au nombre des élèves. On sait que ces deux nombres ne croissent pas et ne diminuent pas ensemble. Le régime resterait le même dans les années d'abondance et dans les années moins heureuses, où le prix des vivres aurait été augmenté.

Proportion entre les parts des élèves et celles des maîtres, etc. — Il nous a paru utile de rechercher quelle était la proportion de viande absorbée par les élèves d'une part, et, de l'autre, par les maîtres, employés, gens de service, nourris dans les lycées sur la provision commune.

1° Au lycée Napoléon le nombre des élèves internes est de 250, celui des autres consommateurs est de 55. Pour chacun des repas où il n'est servi qu'un plat de viande, l'économe reçoit et le chef prépare 40 kilogrammes de viande, lesquels, après la cuisson et l'extraction des os, se trouvent réduits à 20 kilogrammes. Nous pouvons admettre que, sur les 250 élèves, il y en a 100 du grand collége, 100 du moyen collége, et 50 du petit collége.

Les 100 élèves du grand collége reçoivent, à 50 grammes par tête	5,000 gr.
Les 100 élèves du moyen collége reçoivent, à 45 grammes par tête	4,500
Les 50 élèves du petit collége reçoivent, à 30 grammes par tête	1,500
Les trois colléges réunis reçoivent	11,000 gr. ou 11 kil.

Restent 9 kilogrammes pour les 55 autres consommateurs.

Cette disproportion est choquante; mais 9 kilogrammes, répartis entre 55 consommateurs, donneraient à chacun 164 grammes pour ce seul repas : or nous avons constaté que les maîtres ne recevaient pas plus de 100 grammes: Que devient le reste? Si les gens de service l'absorbent, leur ration doit être excessivement forte. J'ai l'honneur de faire observer à M. le Ministre que nous avons pris pour base de nos calculs les chiffres indiquant le poids de la viande mise dans la balance, et non les chiffres qui fixent *sur le papier* le régime alimentaire des élèves au lycée Napoléon. Nous devons avouer que nous avons opéré sur une des plus faibles pesées que nous ayons constatées.

2° Au lycée Louis-le-Grand les résultats ont été un peu différents de ceux que nous venons de faire connaître. Le nombre des élèves internes s'y élève à 365, et celui des autres consommateurs à 95. Sur 31 kilogrammes de viande cuite préparée pour un seul repas, les élèves reçoivent 18 kilogrammes 800 grammes, et les autres consommateurs 12 kilogrammes 200 grammes.

Qualité de la viande. — La *qualité* de la viande introduite dans les lycées n'a donné lieu à aucune remarque critique. Elle est livrée aux trois lycées au prix de 112 fr. les 100 kilogrammes, par suite d'une adjudication consentie par le Conseil académique. L'économe ou l'un des commis de l'économat sont présents au moment où elle est apportée dans le lycée ; ils en vérifient le poids et la qualité. Nous avons assisté à l'une de ces vérifications, qui ne sauraient être faites avec trop d'exactitude et de rigueur, surtout dans les saisons chaudes de l'année.

Apprêt des viandes; bouilli. — L'*apprêt* des viandes servies dans les lycées a particulièrement attiré l'attention de la commission. L'examen des menus nous a fait voir que le bœuf bouilli figurait jusqu'à cinq fois, sur un bon nombre de feuilles, dans les dîners d'une seule semaine. Un même aliment, fût-il des plus savoureux et des plus réparateurs, entrant cinq fois sur sept dans la composition du dîner, finirait par être reçu avec répugnance. Il n'est pas vraisemblable que le bouilli jouisse de quelque privilége à cet égard. Cet aliment n'est pas tenu en grande faveur près des enfants en général et des lycéens en particulier, et nous sommes forcés de convenir que 33 à 35 grammes d'une viande peu sapide, épuisée en partie par la décoction dans l'eau, accompagnée de pommes de terre à la sauce, reconfortent médiocrement des enfants de neuf à douze ans. Mais, dira-t-on, le bœuf bouilli a pour compensation la soupe grasse, à la préparation de laquelle le bœuf a été employé. Nous allons bientôt nous expliquer sur la valeur de cette compensation, que nous tenons pour insuffisante. La commission pense qu'il conviendrait de substituer, une ou deux fois par semaine, à la soupe grasse et au bouilli, un dîner composé d'un potage maigre (il y en a de réparateurs : tels sont les potages à la purée, au riz, etc. etc.), et de viande rôtie ou grillée. Cela serait certainement reçu avec plus de plaisir et plus profitablement digéré par les élèves. Le *pot-au-feu* resterait de fondation les dimanches, jeudis et mardis, puisque ces jours-là il est ajouté un second plat de viande au bouilli. La soupe grasse et le bouilli pourraient être admis une quatrième fois, mais jamais une cinquième, dans le courant d'une seule semaine (1).

BOUILLON. — J'ai dit que nous donnerions notre avis sur les bouillons des lycées. La saveur de ce bouillon n'est pas désagréable, mais il est très-faible. Il n'a point cette odeur réjouissante du bouillon de ménage; et à peine voit-on à sa surface quelques-unes de ces bulles arrondies qui indiquent la présence de la matière grasse. Nous savons que les gourmets font enlever l'excès de cette matière grasse sur ces consommés généreux pour la préparation desquels on n'a épargné ni la viande, ni le temps; mais nous savons aussi qu'il peut y avoir des inconvénients à diminuer par trop la proportion de ce principe dans l'alimentation. Il y a de la matière grasse présente partout où il s'accomplit chez les animaux quelque phénomène organique. La nature la prodigue dans le lait, ce premier aliment des mammifères; dans l'œuf, aux dépens duquel l'oiseau se développe. De tous les aliments que la respiration consume pour produire de la chaleur, les matières grasses sont les plus utiles. A

(1) La commission avait reconnu que, le bouilli étant une viande peu nutritive, il était nécessaire que, les jours où il est servi aux élèves, on y ajoutât un deuxième plat de viande; mais elle ne s'est pas expliquée sur la composition du menu. Le règlement du 1er septembre 1853 a décidé qu'on augmenterait d'un tiers les quantités réglementaires, et que le total qui en résulterait serait partagé entre les deux plats de viande, ce qui donne:

Pour les petits élèves, 66 grammes ou 33 grammes par plat;

Pour les moyens, 80 grammes ou 40 par plat;

Pour les grands, 93 grammes ou 46,50 par plat.

En demandant deux plats de viande, la commission avait en vue d'améliorer l'ordinaire; c'est le contraire qui est arrivé : avec 66, 80 ou 93 grammes de viande, dont la moitié consiste en bouilli, le dîner des élèves est, en effet, moins substantiel qu'avec 50, 60 ou 70 grammes de rôti et des légumes à discrétion. Je sais que dans beaucoup d'établissements on garnit le second plat de légumes; mais cette pratique, *que je crois indispensable*, n'est pas générale. (*Instruction ministérielle du* 10 *mai* 1864.)

quoi faut-il attribuer la faiblesse du bouillon des lycées et l'absence presque complète des matières grasses dans la soupe des élèves? Serait-il d'usage dans les lycées d'enlever la graisse pour la faire servir à la préparation des légumes? Les bouillons que l'on accorde, *par extra*, à certains élèves délicats, étant pris sur la ration de tous, serait-on obligé de suppléer à cette perte par l'addition d'une certaine quantité d'eau? Nous ne pouvons donner que des conjectures à cet égard.

PRÉPARATION DU ROTI. — Une dernière considération se rattache à l'apprêt des viandes, et elle nous paraît très-importante. Sans rien perdre de sa gravité, la science peut formuler quelques règles sur la préparation du rôti (1). Ce n'est pas du rôti qui est servi sous ce nom dans les réfectoires des lycées. Dans le véritable rôti, le rôti cuit à la broche et à l'air libre, l'action du feu a saisi la surface de la viande. Elle y a coagulé l'albumine et quelques sucs de manière à y faire naître une sorte de croûte peu perméable aux liquides. C'est sous cette couche que cuisent, sans y être décomposés, les sucs et les fibres de la chair. Une telle préparation est incomparablement plus sapide, plus digestible, plus tonique que ces prétendus rôtis cuits dans un milieu plein de vapeur d'eau. Cette notion est devenue vulgaire, et l'on sait que, pour attirer les clients, certains traiteurs des faubourgs n'ont rien imaginé de mieux que d'inscrire au-dessus de leur porte : « Ici on rôtit à la broche. » Mais cette notion vient de recevoir une application plus sérieuse et plus philanthropique. Dans cet hôpital des enfants où les scrofules prenaient tant de victimes, on est parvenu à borner les ravages du fléau par l'usage de la gymnastique et des broches. J'ai eu l'occasion de plaider l'année dernière la cause de la gymnastique devant le Conseil supérieur de l'instruction publique. Je viens aujourd'hui, au nom de la commission du régime alimentaire des lycées, proposer à M. le Ministre de substituer, si la chose est possible, la cuisson à la

(1) La commission, qui ne trouvait aucun détail indigne d'elle lorsqu'il s'agissait de la santé des élèves, a beaucoup insisté pour qu'on ne servît que des rôtis cuits à la broche et non au four. Elle considérait les premiers comme plus nutritifs que les seconds. Cependant l'usage du rôti cuit au four a prévalu presque partout. Il serait facile, au moyen d'un appareil très-simple et de foyers superposés, d'avoir des rôtis à la broche. Les hôpitaux de Londres offrent de bons modèles pour les *foyers à gaz*. Mais il est juste d'ajouter que de savants hygiénistes ont moins mauvaise opinion que la commission de 1853 du *bœuf bouilli*, et n'établissent pas une différence notable entre les qualités nutritives des deux espèces de rôtis. *(Instruction ministérielle sur la nourriture, etc., du 10 mai 1864.)*

broche au procédé culinaire usité aujourd'hui pour la préparation des rôtis. Il n'y aurait pas lieu d'être arrêté par la crainte d'augmenter la dépense en combustible. Cette dépense ne s'élève qu'à 8 centimes par kilogramme de viande rôtie. Elle pourrait être moindre encore, comme l'indique la note suivante, que l'économe de l'hôpital des enfants a fait remettre à l'un des membres de la commission : « Notre tourne-broche ne pouvant mouvoir plus de 15 kilogrammes à la fois, nous sommes obligés de procéder successivement, par fournées. Avec un appareil d'une puissance double, nous cuirions facilement 50 kilogrammes de viande dans le même laps de temps et avec le même combustible; la dépense par kilogramme ne serait plus alors que de 5 centimes. »

PAIN. — Le *pain* des lycées est de bonne qualité. Il est donné à discrétion aux élèves au dîner et au souper.

BOISSON. — La boisson nommée *abondance* a pu être l'objet de quelques observations critiques lorsqu'elle était préparée avec quatre cinquièmes d'eau et un cinquième de vin. Aujourd'hui l'eau n'y entre plus que pour les trois quarts. Il est accordé trois litres de cette *abondance* aux élèves du grand collége (pour une table de dix couverts) ; les élèves du moyen et du petit collége n'en reçoivent que deux litres pour dix.

Cette boisson nous a paru très-convenable. Le vin, comme la viande, est livré aux lycées à un prix déterminé par suite d'une adjudication consentie par le Conseil académique. Il n'y a rien à reprocher à celui qui sert en ce moment à la préparation de l'abondance. Il serait très-utile qu'à l'exemple de l'administration de l'assistance publique, l'administration universitaire préposât quelques personnes à la vérification des qualités du vin au moment où il est livré à l'économat des lycées. Le palais d'un dégustateur exercé serait, en cette occasion, le meilleur des réactifs.

RÉGIME MAIGRE. — La commission a assisté à la distribution de plusieurs *dîners maigres*. Elle a pu s'assurer que le poisson servi aux élèves, acheté le matin même à la criée, était parfaitement frais. Nous n'avons pas essayé ici de faire usage de la balance pour juger de la quantité servie à chaque élève. Les parts nous ont semblé parfois un peu faibles, plus souvent suffisantes ; mais le *souper maigre* est invariablement détestable. La pièce de résistance de ce repas est constituée tantôt par un macaroni, tantôt par un plat de haricots, tantôt par un plat d'œufs (un œuf et demi par élève), tantôt par un plat de pommes de terre. A cela il est ajouté ou des confitures, ou une marmelade, ou du flan, etc. Ce souper, après un dîner maigre, est très-peu réparateur.

On ne peut se dissimuler que la nécessité de servir deux jours de suite des dîners et soupers maigres à trois cents élèves ne soit chose fort embarrassante pour l'administration des lycées, qui n'a point de ressources pour varier cette alimentation. Pendant la dernière épidémie de fièvre typhoïde, le proviseur du lycée Napoléon a obtenu de Mgr. de Paris la permission de donner des aliments gras aux élèves le samedi. Cette mesure prudente a vivement satisfait les parents, qui avaient fait entendre quelques plaintes à l'occasion du régime auquel étaient soumis leurs enfants. Sous le rapport de l'hygiène, ce serait certainement une réforme importante que celle qui permettrait l'usage de la viande le samedi. Mais cette question peut être envisagée d'un autre point de vue, et il n'appartient pas au médecin de s'y placer pour la résoudre.

DÉJEUNER. — Enfin, Monsieur le Ministre, la commission eût désiré que, dans l'intervalle qui sépare le moment du lever de celui du dîner, les élèves pussent recevoir quelque chose de plus substantiel qu'un simple morceau de pain. Mais sur ce point nous n'avons pu parvenir à aucune solution satisfaisante. Nous avons appris que les élèves du petit collége prenaient de la soupe le matin, et qu'ils s'en trouvaient bien ; nous avons pensé que ce régime conviendrait aux grands élèves comme aux petits ; mais il nous a été dit par MM. les proviseurs que les élèves des grands colléges, préférant la récréation à une séance de réfectoire, ne se soumettraient qu'avec répugnance à cette innovation. Deux des membres de la commission se sont demandé si on ne pourrait pas rendre la chose facultative. Il a été objecté que cela serait peut-être difficile à concilier avec la règle des lycées.

CONCLUSIONS DU RAPPORT. — En résumé nous avons l'honneur de proposer à M. le Ministre :

1° De régler le poids de la viande qui sera délivrée pour chaque repas aux élèves des trois colléges (1) ;

(1) Il est essentiel de bien établir que ce n'est pas le classement scolaire, mais l'âge et le développement physique qui doivent servir à déterminer les parts de viande. C'est une distinction qui semble gênante et qu'on fait rarement, mais qu'il importe d'observer. Il y a nécessité de rechercher les moyens de concilier à cet égard les exigences de la discipline avec les besoins des élèves.

En outre, lorsqu'on a posé les règles générales qui régissent cette matière, on

2° De fixer comme il suit la quantité que ces élèves recevront :

Pour le grand collége, 65 grammes par tête et par repas ;

Pour le moyen collége, 55 grammes ;

Pour le petit collége, 45 grammes ;

3° De faire constater fréquemment, par MM. les proviseurs ou quelques délégués, si la distribution a été faite ou non conformément au règlement (le mode de vérification a été indiqué dans le rapport) ;

4° De maintenir le *statu quo* (en ce qui touche la quantité) pour le régime des maîtres et pour ceux des repas des élèves où il est ajouté un second plat de viande au bœuf bouilli ;

5° D'empêcher que le bœuf bouilli entre plus de quatre fois par semaine dans la composition du dîner ou du souper ;

6° De substituer la cuisson à la broche au mode de cuisson actuellement employé pour la préparation du rôti ;

7° De faire veiller à ce que le bouillon renferme une plus grande proportion de matière animale qu'il n'en contient habituellement, et à ce qu'il ne soit accordé qu'à un petit nombre d'élèves ces rations supplémentaires de bouillon qui sont prélevées sur la provision générale ;

8° D'ajouter un second plat au souper des jours maigres, en supprimant, au besoin, les marmelades et les confitures.

Si nos propositions tendent plutôt à de simples modifications qu'à une réforme radicale dans le régime alimentaire des lycées, c'est qu'en somme ce régime est assez satisfaisant, et que ni les élèves ni les parents ne se plaignent.

CHAPITRE DEUXIÈME.

Quelques observations critiques relatives au rapport de M. BÉRARD sur le régime alimentaire des lycées.

OBSERVATIONS GÉNÉRALES. — Les agglomérations d'individus soumis pendant longtemps à une même nourriture semblent renfermer toutes les conditions désirables pour permettre d'étudier la grande

n'a pas tenu compte des différences forcées que le climat produit dans l'alimentation. La nourriture ne peut être la même ni pour la quantité, ni pour le choix des mets, dans le Nord et dans le Midi. Il faut donc étudier les modifications à la règle générale qu'il pourrait y avoir lieu d'autoriser en raison des localités. (*Instruction ministérielle du* 10 *mai* 1864.)

question de l'alimentation. A ce titre et à beaucoup d'autres le rapport qui a été fait en commun par MM. Bérard, Gillette, Alibert et Levraud, mérite d'attirer l'attention des médecins, et spécialement des médecins des grandes villes, qui manquent rarement, dans le cours de leur pratique, d'être consultés sur des questions analogues à celles dont la sollicitude de M. le Ministre a confié la solution aux quatre confrères que nous venons de nommer.

Dire que la rédaction du rapport dont il s'agit a été confiée à M. Bérard, c'est d'avance certifier qu'il est rédigé avec ce caractère particulier de malicieuse bonhomie, avec cette clarté d'exposition qui donnent un si grand charme aux compositions du savant professeur. Serait-il juste cependant de dire que ce rapport répond en tous points à ce qu'on était en droit d'attendre d'un esprit aussi bien initié que M. Bérard aux procédés que doit suivre la science pour arriver à la vérité? Nous ne le pensons pas.

M. Bérard dit quelque part dans son rapport que la question qu'il a à traiter « serait peut-être mieux résolue par une mère de famille que par un professeur de physiologie. »

Nous craignons qu'il n'ait pris quelque peu au sérieux cette proposition, qu'on devait croire inspirée uniquement par un excès de modestie et par un sentiment d'exquise galanterie envers le beau sexe considéré dans un de ses plus touchants attributs.

Les conclusions du rapport de M. Bérard qui ont pour résultat d'améliorer très-sensiblement le régime de nos lycées, pourront recevoir les applaudissements des écoliers et d'autres personnes encore; mais, il faut bien le dire, cette approbation sera fondée plutôt sur un bon sentiment que sur une conviction scientifique sérieuse.

Citons quelques preuves à l'appui de notre appréciation. *(Extrait du* Moniteur des Hôpitaux *n° 110, du 13 septembre 1853.)*

OBSERVATIONS PARTICULIÈRES. — 1° M. Bérard commence par déclarer que, « si, chez l'adulte, les effets de l'alimentation insuffisante peuvent être temporaires, comme leur cause, il n'en est plus de même chez les enfants. » C'est là une première proposition qui, *à priori,* semble probable; mais sur quelles expériences précises repose-t-elle? Nous ne saurions le dire, après avoir lu le rapport de M. Bérard.

Une alimentation insuffisante *temporaire*, d'une, de deux, de vingt semaines, empêcherait-elle réellement un enfant de huit, de dix, de quinze ans, d'arriver à son développement normal? La même alimentation n'aurait-elle, chez l'adulte, qu'un effet purement temporaire, et serait-elle absolument sans influence sur la durée ultérieure de la vie? A ces questions on doit répondre oui d'après le rapport; mais la véritable réponse c'est qu'on n'en sait rien.

La première question, la question fondamentale que M. Bérard et ses confrères eussent à résoudre, c'était de déterminer d'abord ce qu'on devait entendre par alimentation insuffisante. Non-seulement cette question n'est pas résolue dans le rapport, mais aucune tentative n'a même été faite pour y parvenir. Les commissaires ont signalé l'alimentation, qu'on pourrait presque dire succulente, des élèves d'Alfort; mais ils n'ont en aucune façon cherché à comparer les résultats de cette alimentation et de celle des lycées sur la santé des pensionnaires : point de recherches sur la mortalité, point même sur le nombre et la gravité des maladies observées dans l'un et l'autre régime.

Le rapport déclare que, dans l'alimentation insuffisante, l'intelligence sera désormais servie par des organes débiles et *peu capables* de lui prêter leur concours. De quelle insuffisance le rapport veut-il parler? Est-ce de celle de l'alimentation actuelle des lycées? Sur quelles observations se fonde alors le rapport? MM. les commissaires ont-ils des faits positifs qui leur permettent d'affirmer que, dans des établissements où le régime alimentaire est supérieur, le niveau de l'intelligence est également supérieur à ce qu'il est dans les lycées qu'ils ont inspectés? Rien ne tend à le faire penser; les commissaires ne peuvent avoir à cet égard que des présomptions plus ou moins vagues. *(Extrait du* Moniteur des Hôpitaux *n° 110, mardi 13 septembre 1853.)*

2° Le rapport rappelle ailleurs que la proportion de la sécrétion d'urée (on sait que l'urée est un principe très-azoté), chez l'adulte et chez l'enfant, est de 334 pour le premier, et 470 pour le second, et il conclut « qu'il ne serait pas sans inconvénient de s'éloigner par trop de cette proportion dans la répartition de la viande aux élèves des lycées, puisque la viande contient la plus grande partie de l'azote des aliments qui leur sont offerts. » Cela signifie, en d'autres termes, qu'il faut donner à l'enfant une quantité de viande *double* de celle que doit consommer un adulte. Certes nous ne voulons pas contester la partie chimique de cette proposition du rapport; mais sur quelles preuves repose la partie hygiénique, la seule qui puisse intéresser le médecin praticien? Le rapport nous le laisse absolument ignorer. *(Extrait du* Moniteur des Hôpitaux *n° 110, mardi 13 septembre 1853.)*

Cette conclusion que l'enfant devrait consommer une quantité de viande double de celle de l'adulte est tout à fait erronée, par suite d'une faute d'impression qui a fait lire dans le rapport de M. Bérard 470 grammes au lieu de 170 pour la proportion de la sécrétion d'urée chez l'enfant; mais cette critique nous a suggéré l'observation suivante.

3° Une observation capitale que n'a point faite le *Moniteur des Hôpitaux,* c'est celle de constater le peu d'accord qui existe entre certains passages du rapport de M. Bérard qui servent cependant de fondements à ses conclusions.

Dans l'un de ces passages, M. Bérard reconnaît qu'entre un homme de vingt ans et un enfant de huit ans, la proportion d'urée sécrétée est de 2 à 1, et en tire la conclusion que la quantité de viande à accorder à l'enfant de huit ans devrait être la moitié de celle d'un adulte de vingt ans. Dans un autre passage, où il est question du régime d'adultes des élèves d'Alfort, « régime qui a la plus heureuse influence sur la santé et la vigueur des élèves, » M. Bérard calcule que ces élèves reçoivent par jour 250 grammes de viande, et conclut « qu'il ne serait pas sans inconvénient de s'éloigner par trop de cette proportion dans la répartition de la viande aux élèves des lycées. » Mais, oubliant tout ce qu'il a avancé, M. Bérard finit son rapport en demandant de régler, pour chacun des élèves du petit collége (élèves qui ont en moyenne plus de huit ans), la quantité de viande à 90 grammes par jour au lieu de 125 grammes qui se déduisent des termes du rapport. Cette inconséquence est, peut-être, plus frappante encore lorsque l'on considère que la quantité proposée pour les élèves du grand collége, dont l'âge varie de quinze à dix-huit ans et va même jusqu'à vingt ans, n'est que de 130 grammes au lieu de 160 grammes au *minimum*, et même davantage, jusqu'à 250 grammes qui devraient être demandés pour être conséquent.

On verra par l'observation ci-après (4°) que cette critique n'est point sans fondement, puisqu'il est passé aujourd'hui de la théorie dans la pratique que la portion de viande à accorder à une partie des élèves du grand collége doit être au moins de 160 grammes par jour.

4° Malgré l'amélioration incontestable qui a été accomplie, il semble que dans les détails et les moyens d'exécution tout n'a pas été prévu, et qu'il reste encore à faire. Des observations nouvelles m'ont été adressées par des recteurs et par plusieurs proviseurs. La commission administrative des lycées de Paris a fait de cette question l'objet d'un travail important et de propositions que j'ai mises à l'étude et en expérience. Elles portent principalement sur la portion de viande attribuée aux grands élèves, qui est, par repas où ne se trouve qu'un seul plat de viande, de 70 grammes de viande cuite, désossée et dégraissée, tandis que celle des maîtres-répétiteurs est de 100 grammes. On a trouvé qu'il y avait une bien grande différence entre l'une et l'autre. Il y aurait donc lieu d'examiner s'il ne conviendrait pas de faire une quatrième catégorie pour les élèves de rhétorique, de philosophie et de mathématiques spéciales, et de porter le chiffre marqué ci-dessus à 80 grammes. *(Instruction ministérielle du 10 mai 1864.)*

Pour les lycées de Paris, un arrêté du 13 février 1864 avait déjà porté à 80 grammes la part des élèves de mathématiques spéciales, de philosophie et de rhétorique.

5° La commission avait reconnu que le bouilli étant une viande peu nutritive, il était nécessaire que, les jours où il est servi aux élèves, on y ajoutât un deuxième plat de viande ; mais elle ne s'est pas expliquée sur la composition du menu. Le règlement du 1er septembre 1853 a décidé qu'on augmenterait d'un tiers les quantités réglementaires, et que le total qui en résulterait serait partagé entre les deux plats de viande, ce qui donne :

Pour les petits élèves, 66 grammes ou 33 grammes par plat ;
Pour les moyens, 80 grammes ou 40 par plat ;
Pour les grands, 93 grammes ou 46,50 par plat.

En demandant deux plats de viande, la commission avait en vue d'améliorer l'ordinaire ; c'est le contraire qui est arrivé : avec 66, 80 ou 93 grammes de viande, dont la moitié consiste en bouilli, le dîner des élèves est, en effet, moins substantiel qu'avec 50, 60 ou 70 grammes de rôti et des légumes à discrétion. Je sais que dans beaucoup d'établissements on garnit le second plat de légumes ; mais cette pratique, que je *crois indispensable*, n'est pas générale. *(Instruction ministérielle du 10 mai 1864.)*

La garniture de légumes à ajouter au second plat est aujourd'hui d'une prescription rigoureuse. Une lettre ministérielle du 11 octobre 1866, adressée à un lycée des départements, l'exige formellement. Voici d'ailleurs le passage textuel de cette lettre :

« En ce qui concerne le régime alimentaire, MM. les inspecteurs généraux ont constaté que l'on ne donnait pas toujours aux élèves le poids de viande réglementaire. L'administration du lycée prétend suppléer par une garniture de légumes ; mais cette compensation n'est point admissible. *La garniture de légumes doit être donnée comme supplément.* »

6° La commission, qui ne trouvait aucun détail indigne d'elle lorsqu'il s'agissait de la santé des élèves, a beaucoup insisté pour qu'on ne servit que des rôtis cuits à la broche et non au four. Elle considérait les premiers comme plus nutritifs que les seconds. Cependant l'usage du rôti cuit au four a prévalu presque partout. Il est juste d'ajouter que de savants hygiénistes ont moins mauvaise opinion que la commission de 1853 du bœuf bouilli, et n'établissent pas une différence notable entre les qualités nutritives des deux espèces de rôtis. *(Instruction ministérielle du 10 mai 1864.)*

Le bœuf *bouilli* est loin de valoir comme aliment le bœuf *rôti* ou *grillé*. Tout le monde reconnaît cette vérité; mais il y a bien loin de là à la condamnation du bouilli telle que l'a prononcée M. Bérard, et par suite l'instruction ministérielle du 13 novembre 1853.

Cette défaveur imméritée dans laquelle est tombé le bouilli est déjà ancienne; elle date surtout de Brillat-Savarin, après lequel des hygiénistes, qui ne laissent pas que d'être gourmets même en dehors des préceptes de l'hygiène, ont répété « *que les professeurs ne mangent jamais de bouilli par respect pour les principes et parce qu'ils ont fait entendre en chaire cette vérité incontestable :* « *Le bouilli est de la chair moins son jus* (1). »

Cependant Brillat-Savarin, dans le même paragraphe, avoue lui-même « que le bouilli est une nourriture saine, qui apaise promptement la faim, se digère assez bien, mais qui seul ne restaure pas beaucoup, parce que la viande a perdu une partie de ses sucs animalisables. »

D'autres témoignages d'un grand poids viennent d'ailleurs confirmer que le bouilli n'est point sans valeur nutritive :

Le *bouilli*, dit le docteur Gaubert (2), est une *nourriture saine*, appartenant à l'*alimentation moyenne*, qui se digère assez facilement.

La *viande* qui a servi à préparer le bouillon, dit le docteur Tessereau (3), conserve assez de ses qualités pour constituer un *bon aliment* se digérant bien et *suffisamment nourrissant*. Si on fait bouillir le pot-au-feu pendant un temps très-long, l'eau se chargeant de plus en plus des principes nutritifs de la viande, le bouillon deviendra encore plus fortifiant et prendra le nom de *consommé;* mais la viande durcie par cette longue ébullition sera plus

(1) *Physiologie du goût*, méditation V[e], § 2.
(2) *Hygiène de la digestion*, page 408.
(3) *Cours d'hygiène*, page 145.

difficile à digérer et contiendra beaucoup moins de principes réparateurs.

M. Tardieu, tout en reconnaissant « que la *viande bouillie*, consommée sans le bouillon qui a pris tous les principes solubles, est d'autant moins nutritive qu'elle a bouilli plus longtemps et dans une plus grande quantité d'eau, » est loin de condamner par cette affirmation le bouilli des lycées. On sait en effet que dans ces établissements le bouilli n'est jamais soumis à une cuisson assez prolongée pour qu'il perde la plus grande partie de ses sucs nutritifs. Et, eût-on à craindre ce danger, il sera toujours facile d'y obvier, de conserver au bouilli presque tous ses principes nutritifs, en faisant bouillir l'eau avant d'y plonger la viande.

7° Nous pourrions multiplier beaucoup nos remarques ; elles nous conduiraient constamment aux mêmes résultats. Le rapport des commissaires est inspiré par d'excellentes intentions, par des sentiments on ne peut plus louables ; mais le savant rapporteur, de crainte « d'abuser, comme il l'a très-bien dit, des arguments scientifiques, » en a usé si sobrement, que quiconque voudra entreprendre des recherches sur l'alimentation devra reprendre le sujet *ab loco*, et ne trouvera guère que problèmes à résoudre dans le travail des honorables commissaires dont M. Bérard a été l'interprète. *(Extrait du* Moniteur des Hôpitaux *n 110, mardi 13 septembre 1853.)*

8° Les observations critiques que nous venons de citer et d'autres encore que nous aurions pu faire sont tout à fait méritées. En effet celui qui cherche à s'instruire sur l'alimentation, à acquérir quelques idées justes et surtout pratiques sur cette partie la plus importante de l'hygiène des lycées, est obligé de laisser de côté le rapport de M. Bérard, pour consulter, et avec beaucoup plus de fruit, l'instruction sur le régime alimentaire des troupes, le règlement sur le régime alimentaire des hôpitaux et des hospices de la ville de Paris, et surtout le rapport aussi lumineux que savant et que pratique de M. Payen, sur le régime alimentaire des hôpitaux.

Nous donnons plus loin, dans les limites de cette brochure, quelques extraits de ces documents.

CHAPITRE TROISIÈME.

Règlements ministériels sur le régime alimentaire des lycées.

CONSIDÉRATIONS GÉNÉRALES. — Le régime alimentaire des lycées, malgré les améliorations notables qu'il a reçues dans ces dernières années, n'est pas encore aussi complétement satisfaisant qu'on pourrait le désirer. Il faut ne laisser, sous ce rapport essentiel, aucun prétexte aux plaintes qui sont arrivées quelquefois jusqu'à moi, et rassurer pleinement la sollicitude des familles qui confient leurs enfants aux établissements de l'Etat. Après m'être entouré des renseignements les plus précis, j'ai pris un arrêté qui a pour but d'introduire des améliorations nouvelles dans cette partie importante du service. Je vous transmets quelques exemplaires de cet arrêté, que vous voudrez bien communiquer immédiatement à MM. les proviseurs de votre ressort académique.

Le rapport de M. l'inspecteur général Bérard, que je vous adresse également, et dont mon arrêté reproduit presque textuellement les conclusions, est le meilleur commentaire dont je puisse l'accompagner. C'est en méditant avec attention ce document, qu'on a justement appelé un traité complet d'hygiène alimentaire à l'usage de la jeunesse, c'est en s'éclairant des conseils et de l'autorité du savant professeur de la Faculté de médecine de Paris, que les chefs d'établissement réaliseront toutes les améliorations dont l'arrêté du 1er septembre a posé le principe. (*Instruction ministérielle du 13 septembre 1853.*)

VIANDE DE BOUCHERIE. — On a particulièrement réglé la consommation de la viande de boucherie, parce que la viande contient la plus grande partie de l'azote des aliments offerts aux enfants, et qu'elle doit être la base de leur nourriture. Vous remarquerez, en effet, qu'aux termes de l'article 1er, les élèves auront, les jours gras, aux deux repas, un plat de viande au moins, et deux au dîner lorsque le premier plat sera du bœuf bouilli.

L'administration des lycées veillera à ce que la qualité et la préparation de la viande soient irréprochables. Quant à la quantité, aucune règle précise n'existait, et les usages variaient d'un établissement à un autre, sans qu'il fût possible de se rendre compte des différences qui m'ont été signalées. Il faut absolument substituer à une routine trop souvent parcimonieuse les données certaines de la science. C'est ce qu'a fait l'article 1er. Le doute n'est plus désormais permis. Il est maintenant aussi facile aux gens de service de remplir leur devoir qu'aux fonctionnaires chargés de la surveillance d'exercer leur contrôle. *(Instruction du 13 septembre 1853.)*

Poids de la viande. — Le poids de la viande cuite, désossée et parée, délivrée à chaque élève, est réglé ainsi qu'il suit :

Pour les grands, 70 grammes par tête et par repas;

Pour les moyens, 60 grammes ;

Pour les petits, 50 grammes.

Lorsque le repas se composera de deux plats de viande, les deux plats réunis devront peser un tiers en sus du poids ci-dessus fixé.

Les parts des maîtres, nourris dans l'établissement, seront de 100 grammes par tête et par repas (1).

Quelques minutes avant l'heure des repas, tantôt le matin, tantôt le soir, et sans que ces vérifications aient jamais lieu à jour fixe, l'économe, le proviseur ou son délégué feront mettre en leur présence dans une balance le contenu d'un plat destiné à une table de

(1) Si la réduction devait être opérée sur les parts des maîtres, le poids des deux parts réunies, pour les repas à deux plats de viande, devrait être de 133 grammes seulement, c'est-à-dire de 27 grammes de plus que pour les élèves. Si nous persistons, malgré de hautes oppositions, à considérer les parts des maîtres comme devant être chacune de 100 grammes par plat, c'est que nous avons pour nous les autorités suivantes :

1° L'arrêté lui-même, après avoir réglé les parts des élèves, classe les maîtres dans une catégorie particulière, et démontre ainsi que le dernier paragraphe de l'arrêté relatif au poids des deux plats de viande n'est applicable qu'aux élèves.

2° MM. Lesieur et Legay, chefs de division et de bureau au ministère de l'instruction publique, consultés le 24 septembre 1853 par les économes des lycées de Paris sur l'interprétation à donner à l'arrêté du 1er septembre, ont répondu qu'il était entendu que les parts des maîtres devaient être de 100 grammes par plat, sans réduction.

3° L'Ecole normale supérieure accorde 100 grammes par plat et par maître, et 81 grammes par plat et par élève, lorsque le repas se compose de deux plats de viande.

4° L'Ecole polytechnique donne par plat aux élèves et aux agents de 1re classe : 107 grammes de bœuf cuit sans os, et 113 grammes de bœuf, veau et mouton rôtis sans os. (Voir chapitre 7.)

5° Les hospices et hôpitaux civils accordent aux employés du premier réfectoire (voir chapitre 8), au déjeuner, 120 grammes de viande rôtie ou grillée, et au dîner, 240 grammes pour les deux plats.

Après ces citations, on ne saurait persister avec apparence de raison à vouloir que les parts des maîtres dans les lycées soient soumises à la même réduction que celles des élèves lorsque le repas est de deux plats de viande.

grands, de moyens ou de petits élèves; ils diviseront le poids obtenu par 10, 8 ou 6, suivant le nombre d'élèves admis à la table, et s'assureront ainsi que cette moyenne est égale au poids réglementaire.

Les mêmes vérifications sont faites fréquemment par le recteur ou par un membre délégué du conseil académique. *(Arrêté du 1er septembre 1853, art. 1er.)*

Comme l'administration supérieure entend que les élèves reçoivent *réellement* la part qui leur est attribuée, vous voudrez bien faire placer des balances dans la cuisine des lycées, afin que pour chaque repas les parts soient pesées, et qu'il soit toujours possible à l'économe, au proviseur ou à tout autre représentant de l'autorité de vérifier si les prescriptions réglementaires sont fidèlement suivies. J'attache la plus grande importance à ces vérifications, qui, pour être efficaces, doivent se faire à l'improviste et très-fréquemment. *(Instruction du 13 septembre 1853.)*

COMPOSITION DES REPAS. — La nourriture doit être saine, abondante, sans recherche ni excès. Le nombre des plats et la nature des aliments seront déterminés d'après les localités. *(Règlement du 1er novembre 1812, art. 15.)*

Au commencement de chaque semaine (1), le menu des repas, présenté par l'économe, approuvé par le médecin, est arrêté par le proviseur, qui doit se conformer aux règles suivantes. *(Arrêté du 1er septembre 1853, art. 2.)*

1° *Déjeuner.* — Le repas du matin se composera, non pas seulement pour les plus jeunes enfants, mais pour tous les élèves indistinctement, en *hiver* d'une soupe ou d'un potage, et en *été* d'une tasse de lait ou de quelques fruits avec une ration de pain convenable. *(Arrêté du 1er septembre 1853, art. 2.)*

Le pain sec au déjeuner ne pouvant soutenir les forces d'un enfant qui se lève à cinq heures du matin et ne dîne qu'à midi, on ajoutera au pain, en hiver, un potage dont on doit varier la composition, et en été une tasse de lait. Quoique le lait convienne généralement à l'estomac des enfants, il en est quelques-uns qui le digèrent péniblement. Les proviseurs résoudront cette petite difficulté en bons pères de famille. *(Instruction du 13 septembre 1853.)*

2° *Dîner.* — Le bœuf bouilli ne doit figurer dans le menu du dîner

(1) Ou mieux *à la fin de chaque semaine pour la semaine suivante*; c'est plus conforme aux nécessités du service.

que trois fois par semaine au plus, et, ces jours-là, les élèves ont un second plat de viande. *(Arrêté du 1er septembre 1853, art. 2.)*

Pour le dîner, la soupe grasse sera servie trois fois par semaine, les jours où le premier plat consistera en bœuf bouilli. *(Instruction du 13 septembre 1853.)*

Lorsque le menu du dîner ne se compose que d'un plat de viande, cette viande doit être rôtie ou grillée. *(Arr. du 1er sept. 1853, art. 2.)*

3° *Souper.* — Les jours gras, un plat de viande sera toujours servi au souper.

Les jours maigres, aux légumes aqueux, aux confitures et fruits secs, etc., on doit substituer, comme second plat, des mets plus substantiels, consistant en poissons, œufs, farineux, etc. *(Arrêté du 1er septembre 1853, art. 2.)*

On ne se dissimule pas que les prescriptions de l'arrêté du 1er septembre, en ce qui concerne les jours où l'on doit s'abstenir de viande, présentent quelques difficultés ; cependant il y a nécessité absolue d'introduire dans l'ordinaire des jours maigres des mets plus substantiels. Les médecins ne voient aucun inconvénient à servir aux enfants, pour second plat, de la salade, des pruneaux, des marmelades et autres mets de même genre, lorsque le premier plat se compose de viande rôtie ou grillée. Dans le cas contraire, il faut s'en abstenir, surtout au souper, parce que ces mets ne renferment aucun élément nutritif et qu'ils surchargent l'estomac sans le fortifier.

Il n'était pas moins nécessaire de poser quelques règles indiquées par l'expérience relativement au menu des repas. Tel est l'objet de l'article 2. Cet article ne prescrit aucune vaine délicatesse ; il se borne à exiger que le régime alimentaire soit sain et substantiel, parce qu'il s'agit de pourvoir chez les enfants non-seulement à l'entretien, mais encore à l'accroissement du corps. Aussi dois-je recommander à MM. les proviseurs de faire tenir, au mois de novembre et au mois d'avril, une note exacte de la taille de chacun des élèves internes. En comparant les différences à ces deux époques de l'année, ils pourront prescrire une alimentation plus copieuse pour les enfants dont la croissance trop rapide exigerait quelques soins particuliers. *(Instruction du 13 septembre 1853.)*

DISPENSE DU MAIGRE. — Dans les établissements d'instruction secondaire de quelques diocèses, l'autorité épiscopale a bien voulu permettre le samedi l'usage de la viande. Si la dispense du maigre pour le samedi était étendue aux établissements de votre Académie, la santé des enfants y gagnerait beaucoup. Je vous invite à solliciter de l'autorité diocésaine tous les adoucissements qui pourront se concilier avec la sévérité des lois de l'Eglise : je recevrai avec reconnaissance la nouvelle que vos démarches ont pu être accueillies. *(Instruction aux recteurs du 13 septembre 1853.)*

BOISSON. — La boisson sera la boisson du pays. *(Circulaires des 14 septembre 1811 et 25 mars 1816.)*

Le vin, suivant sa force, entre pour un quart ou pour un tiers dans la composition de la boisson donnée aux élèves. *(Arrêté du 1er septembre 1853, art. 2.)*

DURÉE DES REPAS. — La durée du dîner est d'une demi-heure; celle du souper de vingt minutes au moins. *(Arrêté du 1er septembre 1853, art. 2.)*

Il est une autre règle d'hygiène qui est trop souvent négligée dans les lycées. Les écoliers mangent avec une précipitation nuisible. Il n'est sans doute pas nécessaire de consacrer au frugal repas du collége beaucoup de temps; mais encore faut-il qu'on ne l'abrége pas outre mesure. Des mets pris à la hâte surexcitent les organes de la digestion et risquent de les énerver. Cette pratique est d'ailleurs contraire aux habitudes d'une bonne éducation; c'est surtout dans les fonctions de la vie matérielle qu'il importe de faire contracter aux enfants une tenue convenable. *(Instruction du 13 sept. 1853.)*

PRÉPARATION DU BOUILLON. — La préparation du bouillon laisse généralement à désirer. Sans vouloir que le bouillon du lycée ressemble absolument au bouillon de ménage, on peut obtenir que ce liquide ne soit pas presque entièrement privé de la substance grasse qui seule en fait un aliment réparateur. Il faut que la cuisson ait lieu dans une chaudière plus large que profonde, qu'elle s'effectue lentement, que la quantité de viande soit toujours en rapport avec celle du liquide à convertir en bouillon, et qu'en aucun cas il ne soit possible de suppléer au déficit provenant de l'évaporation ou de toute autre cause par une addition indéfinie d'eau chaude. *(Instruction du 13 septembre 1853.)*

SERVICE DES REPAS. — Les maîtres nourris dans l'établissement sont servis en même temps que les élèves et dans les mêmes salles.

Les agents et domestiques prennent leurs repas après les élèves, et autant que possible dans une salle commune.

Tant que les élèves n'ont pas été servis, tout prélèvement à un titre quelconque sur les aliments préparés pour chaque repas est formellement interdit. (*Arrêté du 1er septembre 1853, art. 3.*)

Il n'y a pas à insister sur les dispositions contenues dans l'article 3. Elles se justifient d'elles-mêmes. Les maîtres, nourris dans l'établissement, n'obtiennent cet avantage qu'à raison de leurs fonctions. Il n'y a donc aucun motif de les servir isolément. Ils doivent manger aux mêmes heures et dans les mêmes salles que les élèves. Vous interdirez formellement tout autre usage, qui peut devenir une source d'abus et de dépenses dont les élèves ne profiteraient en aucune façon. La nécessité, pour les agents et les domestiques, de prendre leurs repas après les enfants, résulte de la manière même dont ils sont nourris. Il faut mettre à profit la desserte, qui ne sera ni gaspillée ni gâtée pour peu que l'ordre règne au réfectoire. Ces précautions prises, il ne restera pas le moindre prétexte à ces prélèvements opérés sur les aliments préparés pour les élèves, et dont M. Bérard signale dans son rapport les inconvénients. Le service même de l'infirmerie n'exige rien de pareil ; car je ne vois pas ce qui s'oppose à ce que le bouillon nécessaire aux malades y soit préparé. (*Instruction du 13 septembre 1853.*)

Telles sont les dernières prescriptions relatives au service de la nourriture. Les anciens règlements sont d'ailleurs parfaitement d'accord avec ces prescriptions ; c'est pourquoi il ne nous paraît pas inutile de les rappeler :

1° Les *maîtres chargés de la surveillance des réfectoires* seront servis immédiatement après la sortie des élèves. (*Arrêté du 11 octobre 1831, art. 5.*)

2° Les *maîtres d'études* mangeront avec les élèves. (*Arrêtés des 10 juin 1803, art. 45, et 11 octobre 1831, art. 7. — Statut du 4 septembre 1821, art. 45.*)

3° Les *sœurs hospitalières*, ou l'infirmière ainsi que la lingère, seront servies chez elles ; elles recevront pour chaque repas une portion égale à celle des grands élèves. (*Arrêté du 11 octobre 1831, art. 7.*)

4° Le *dépensier* ne pouvant manger au réfectoire, puisqu'il n'est pas maître, ni avec les domestiques dont il est le chef, prendra ses repas dans la crédence, qui doit être contiguë à la salle où mangeront les domestiques. (*Arrêté du 20 décembre 1831.*)

5° Le *cuisinier* mangera à la cuisine, et les *autres gens de service* dans un endroit séparé. (*Arrêté du 20 décembre 1831.*)

6° Tous *les domestiques* prendront leur repas en commun, à l'exception de ceux des portiers qui auront droit à la nourriture, et qui, ne pouvant quitter leur poste, seront servis en particulier. *(Arrêté du 11 octobre 1831, art. 6.)*

CHAPITRE QUATRIÈME.

Composition du régime alimentaire dans les lycées; menu des repas, et liste des mets divers les plus usités.

1° COMPOSITION DU RÉGIME DES JOURS GRAS.

Catégories des personnes nourries.	**1er Repas** DÉJEUNER à 7 h. 1/2.	**2e Repas** DINER à midi.	**3e Repas** GOUTER à 4 heures.	**4e Repas** SOUPER à 8 heures.
Elèves, maîtres, employés et gens de service.	Pain.	Pain et vin.	Pain.	Pain et vin.
Maîtres.	Vin.	»	»	»
Elèves, Maîtres, Employés et Gens de service.	*En hiver* : Soupe ou potage. — *En été* : Lait, beurre, fromages, confitures ou fruits, etc.	*Mardi, jeudi et dimanche.* 1° Soupe grasse ou potage gras. 2° Bœuf bouilli. 3° Viande de boucherie, volaille, gibier (1). — *Lundi, mercredi et samedi.* 1° Soupe maigre ou potage maigre. 2° Viande de boucherie rôtie ou grillée, volaille, gibier. 3° Légumes frais ou secs, riz ou pâtes, pruneaux, marmelades *(comme au souper)*.		1° Viande de boucherie, volaille, gibier (2). 2° Œufs, légumes secs, riz ou pâtes, fromages, pâtisseries légères, plats sucrés, marmelades, confitures, fruits cuits, salades (2).

(1) Dans la plupart des lycées il y a un dessert au dîner le jeudi et le dimanche; dans quelques-uns, en très-petit nombre, un dessert est servi tous les jours au dîner, et même tous les jours aux deux principaux repas.

(2) Lorsque la viande ne sera pas rôtie ou grillée, les salades, pruneaux, confitures et autres mets de même genre ne seront pas servis au souper comme second plat.

2° COMPOSITION DU RÉGIME DES JOURS MAIGRES.

Le régime des jours maigres est composé comme celui des jours gras quant au nombre de plats qui seront choisis parmi les aliments maigres, de manière à remplacer la viande des jours gras par les œufs, le poisson, les farineux, et à supprimer ces jours-là comme second plat les marmelades et les confitures, les légumes frais et les fruits secs.

3° MENU DES REPAS.

Voici, à titre de renseignements, un menu des deux principaux repas : le dîner et le souper.

Ce menu a été soumis le 24 septembre 1853, par les économes des lycées de Paris, à MM. Lesieur et Legay, chefs de bureau au ministère de l'instruction publique, qui l'ont adopté comme type et expression de l'arrêté ministériel du 1er septembre 1853.

Lundi.......	Dîner : Soupe maigre ; mouton rôti ; légumes frais ou secs, selon la saison. Souper : Veau rôti ; marmelades, fruits cuits, confitures ou compotes de pruneaux.
Mardi.......	Dîner : Soupe grasse ; bœuf (1) ; ragoûts de veau ou de mouton, volaille, gibier, charcuterie, vol-au-vent, pâtés froids, foies de veau ou pieds de mouton Souper : Mouton rôti (le deuxième plat comme le lundi).
Mercredi (2)..	Dîner : Soupe maigre ; porc frais rôti ; légumes frais ou secs, selon la saison. Souper : Veau rôti (le deuxième plat comme le lundi).
Jeudi........	Dîner : Soupe grasse ; bœuf ; saucisses au riz, aux choux, à la purée (ou comme le mardi) ; dessert. Souper : Veau rôti ; salade (3).

(1) On peut donner le bouilli en vinaigrette, au gratin, sauté à la poêle, etc.

(2) Suivant les époques de l'année, les usages des diocèses et les permissions accordées par l'archevêque ou l'évêque diocésain, le mercredi et le samedi, le dîner et le souper sont gras ou maigres.

(3) Le dimanche et le jeudi, jours pendant lesquels les élèves développent le plus d'activité physique, nous paraissent fort mal choisis pour donner comme second plat un mets aussi peu substantiel que la salade.

Vendredi.....	Dîner : Soupe maigre; poisson frais ou salé; haricots, pommes de terre, lentilles, asperges, choux-fleurs, artichauts ou légumes conservés; selon la saison. Souper : Œufs de toutes façons; légumes, riz, macaroni, gâteaux de fécule ou crêmes.
Samedi (1)...	Dîner : Soupe maigre; bœuf rôti, bifteck, aloyau; haricots, pommes de terre, lentilles, asperges, artichauts ou légumes conservés. Souper : Œufs ou poisson (le deuxième plat comme le vendredi).
Dimanche....	Dîner : Soupe grasse; bœuf (le deuxième plat comme le mardi); dessert. Souper : Mouton rôti; salade (2).

4° METS DIVERS LES PLUS EN USAGE.

Potages : Potage au gras, au vermicelle, au riz; soupe grasse, maigre; julienne; potage purée de pois, de lentilles, de haricots, de pommes de terre.

Bœuf : Bœuf au naturel, rôti, en daube; bifteck; aloyau rôti.

Veau : Veau rôti, braisé, aux carottes, aux oignons, aux petits pois; fricandeau au jus, à l'oseille; escaloppes de veau; veau en gelée, en blanquette.

Mouton : Mouton rôti, en ragoût, braisé, aux marrons, aux pommes de terre, aux haricots, aux oignons, aux olives.

Volaille : Poules au riz, en blanquette; poulets rôtis, en blanquette; pigeons rôtis, aux petits pois; canards rôtis, aux navets, aux olives; oies, *id.;* dindes rôties, en ragoût.

Gibier : Lapins en civet, en gibelotte; lièvres rôtis, en civet; mauviettes rôties, en salmis; perdreaux en salmis, aux choux.

Charcuterie : Boudins; hure; porc frais rôti; côtelettes de porc; petites saucisses au riz, aux choux, à la purée de pois; lard de poitrine aux choux; pieds de cochon.

Triperie : Langues de bœuf et de veau; foie de veau; pieds de veau et de mouton; tête de veau; cervelles; gras-double.

Œufs : Œufs en omelettes, sur le plat, frits, en salade, à l'oseille, à la Béchamelle, à la neige.

Poisson salé : Morue; harengs; maquereaux.

(1) Voir note 2, page 28. A Paris, depuis le choléra de 1865, on ne fait plus maigre au souper. — (2) Voir note 3, page 28.

Poisson frais : Anguilles de mer, de rivière; barbillons; carpes; carrelets; brochets; harengs; limandes; maquereaux; merlans; petits poissons pour friture; raies; rougets; soles; vives.

Légumes secs : Haricots en sauce, à l'huile; pois en purée; lentilles en sauce, à l'huile.

Légumes frais : Choux au petit salé, aux saucisses; navets; carottes.

Pommes de terre : Pommes de terre frites, sautées, en purée, à la maître d'hôtel, au four avec coquilles de beurre.

Légumes de saison : Artichauts en sauce, à l'huile, farcis, frits; asperges en sauce, à l'huile; chicorée; choux-fleurs en sauce, au gratin, à l'huile; épinards; haricots verts sautés, à la maître d'hôtel, en poulette, à l'huile; haricots frais écossés; oseille; pois frais au lard, au sucre; pommes de terre hâtives longues; salades; salsifis.

Riz et pâtes d'Italie : Riz; vermicelle; macaroni; semoule.

Fromages : Fromage de Brie, de Comté, de Gruyères, de Marolles, de Neufchâtel.

Confitures et marmelades : Confitures de groseilles, d'abricots, de coings, de cerises, etc.; marmelades de pommes, de poires; raisiné; pruneaux; pommes sèches.

Gelées : Gelées de groseilles, d'abricots, de coings, etc.

Fruits : Cerises, groseilles, fraises, pommes, poires, prunes, raisins, noix, noisettes.

Plats sucrés : Crêmes au chocolat, au café; petits pots de crême; soufflé; gâteaux de riz, de semoule; riz au lait.

Pâtisseries : Pâtés froids ou chauds de veau, de jambon; tourtes aux confitures; gâteaux de pommes; vol-au-vent; petits pâtés; brioches; biscuits.

CHAPITRE CINQUIÈME.

Tarifs des allocations à faire en pain, viande et boisson dans les lycées.

1° PAIN.

PRESCRIPTIONS RÉGLEMENTAIRES. — La consommation moyenne du pain, d'après des calculs approximatifs et en y comprenant toutes les personnes nourries, ne doit pas excéder, par tête d'élève et pour chacun des trois cent soixante-cinq jours de l'année, 750 grammes.

Cette évaluation ne peut pas être prise pour règle invariable de distribution entre les élèves, puisque les gens de service doivent être nourris sur cette quantité, et qu'on n'a pas eu égard au temps des vacances. *(Règlement du 1er novembre 1812, art. 20.)*

ALLOCATIONS FAITES AU LYCÉE NAPOLÉON (1). — Chaque pain long de première qualité, fendu par le milieu, pèse de 750 à 800 grammes; ce pain est ainsi distribué, par tête, aux élèves du :

1° Grand collége.

Mathématiques spéciales et division supérieure.	1/4 au déjeuner 1/4 au goûter	en tout 387 gr.

2° Moyen collége.

Division de grammaire............	1/5 au déjeuner 1/5 au goûter	en tout 310 gr.

3° Petit collége.

Division élémentaire..............	1/6 au déjeuner 1/6 au goûter	en tout 258 gr.

Au *dîner* et au *souper* le pain est donné à discrétion; il est rassis à ces repas, tandis qu'au *déjeuner* et au *goûter* c'est du pain frais qui est distribué.

Les *maîtres* et les *employés* reçoivent, en moyenne, un pain de 750 à 800 grammes, par tête et par jour.

Les *garçons*, nourris autant que possible, au dîner et au souper, avec le pain restant des élèves, reçoivent, par tête et par jour, au déjeuner et au goûter, un quart de pain frais, soit 387 grammes.

2° VIANDE.

PRESCRIPTIONS RÉGLEMENTAIRES. — Les variations qui peuvent résulter de la différence des âges des élèves ne permettent pas de déterminer une règle exacte pour la consommation; mais des calculs approximatifs ont donné lieu de croire que la consommation moyenne d'un lycée, en y comprenant toutes les personnes nourries, ne doit pas excéder, par tête d'élève et pour chacun des trois cent soixante-cinq jours de l'année, 250 grammes de viande.

Cette évaluation ne peut pas être prise pour règle invariable de distribution entre les élèves, puisque les gens de service doivent être nourris sur cette quantité, et qu'on n'a pas eu égard au temps des vacances. *(Règlement du 1er novembre 1812, art. 20.)*

(1) Dans les autres lycées de Paris, Louis-le-Grand et Saint-Louis, les allocations en pain ne s'écartent pas sensiblement de celles du lycée Napoléon.

Il serait difficile d'établir par des calculs, sur des données aussi générales, la quantité de viande revenant à chaque élève grand, moyen et petit par jour et par repas; c'est pourquoi le rapport de M. Bérard a demandé que le poids de la viande fût déterminé par tête et par repas, d'où le règlement suivant que nous rappelons.

Les quantités de viande cuite, désossée et parée, délivrées à chaque élève, sont réglées ainsi qu'il suit, par tête et par repas pour les élèves :

Grands	Mathématiques spéciales, philosophie et rhétorique	80 gr. (1)
	Seconde et troisième...	70
Moyens :	Quatrième, cinquième et sixième..	60
Petits :	Septième, huitième et classes préparatoires	50

Lorsque le repas se compose de deux plats de viande, les deux parts réunies doivent peser un tiers en sus du poids ci-dessus fixé.

Les parts des maîtres nourris dans l'établissement seront de 100 grammes par tête et par repas. *(Arrêtés des 1er septembre 1853, art. 5, et 13 février 1864.)*

Ce règlement doit être ainsi entendu pour les maîtres (2) et les élèves :

DÉSIGNATION DES PERSONNES NOURRIES.		REPAS à un plat de viande.	REPAS à deux plats de viande.
		Grammes	Grammes
Commensaux de la table commune *(par tête)*......		100	200
Surveillants généraux, commis d'économat, maîtres-répétiteurs *(par tête)*..........		100	200
Élèves de	mathématiques spéciales, philosophie et rhétorique *(par table de dix)*......	800	1,066
	seconde et troisième *(par table de dix)*..	700	933
	quatrième, cinquième et sixième *(par table de dix)*..........	600	800
	septième, huitième et classes primaires préparatoires *(par table de dix)*......	500	666

(1) Pour les lycées de Paris, un arrêté du 13 février 1864 a porté de 70 à 80 grammes la part des élèves de mathématiques spéciales, de philosophie et de rhétorique.

(2) Voir pour la détermination de la part des maîtres la note 1 de la page 22.

3° BOISSON.

PRESCRIPTIONS RÉGLEMENTAIRES. — La boisson sera la boisson du pays. *(Circulaires des 14 septembre 1811 et 25 mars 1816.)*

Des calculs approximatifs ont donné lieu de croire que la consommation moyenne d'un lycée, en y comprenant toutes les personnes nourries, ne devait pas excéder, par tête d'élève et pour chacun des trois cent soixante-cinq jours de l'année :

33 centilitres de vin, ou
66 centilitres de bière ou de cidre.

Cette évaluation ne peut pas être prise pour règle invariable de distribution entre les élèves, puisque les gens de service doivent être nourris sur ces quantités, et qu'on n'a pas eu égard au temps des vacances. *(Règlement du 1er novembre 1812, art. 20.)*

Ce règlement indique par lui-même le peu d'utilité pratique qu'il doit avoir, puisque *les calculs sur lesquels il se base ne sont qu'approximatifs*, et qu'il n'est pas une *règle invariable*. C'est donc ailleurs qu'il faut chercher quelques données certaines, raisonnables ; nous les trouverons au lycée Napoléon et dans les documents que nous reproduisons plus loin.

ALLOCATIONS DU LYCÉE NAPOLÉON. — Le relevé au 21 juillet 1866 des quantités d'abondance et de vin pur distribuées chaque jour au lycée Napoléon donne les chiffres compris dans le tableau suivant pour les différentes catégories de personnes nourries. On peut affirmer que les allocations des lycées Saint-Louis et de Louis-le-Grand ne s'écartent pas sensiblement de ces chiffres.

Dans ce relevé on doit tenir compte des observations suivantes :

1° Le vin employé dans les lycées de Paris est un mélange de vin de Bordeaux et de Marseille, dans la proportion de 1/3 du premier et de 2/3 du second ;

2° L'abondance donnée aux élèves est composée, au lycée Napoléon, pour les élèves de la première cour, de 1/3 de vin sur 2/3 d'eau, et il est donné de cette boisson trois bouteilles de 90 centilitres au dîner et trois au souper, par table de dix élèves.

Pour les élèves des trois autres cours (les moyens et les petits), l'eau entre pour 3/4 dans la composition de l'abondance. Chaque table de dix élèves reçoit au dîner et au souper deux bouteilles de 90 centilitres de ce mélange.

CATÉGORIES DES PERSONNES NOURRIES.		QUANTITÉ PAR JOUR du mélange avec de l'eau.	QUANTITÉ PAR JOUR de vin pur.
		litres.	litres.
Commensaux de la table commune *(par tête)*........		» »»	» 83
Maîtres.....	Surveillants généraux, maîtres élémentaires, commis d'économat et maîtres-répétiteurs *(par tête)*.............	» »»	» 66
Employés..	1re catégorie : cuisiniers, dépensier, infirmières et lingères *(par tête)*....	1 »»	» 66
Employés..	2e catégorie : concierges, garçons de bureau, etc. etc. *(par tête)*.........	1 »»	» 50
Garçons de salle *(par tête)*......................		1 »»	» 25
Elèves (1)..	grands : de quatorze à dix-neuf ans environ *(pour dix)*................	5 40	1 80
Elèves (1)..	moyens et petits : de sept à treize ans environ *(pour dix)*................	3 60	» 90

Ces quantités sont les mêmes pendant la saison d'été que pendant l'hiver. Le supplément de boisson dont les élèves ont besoin en été, ils le trouvent dans l'eau pure qu'on leur sert à discrétion pendant les repas et dans la boisson qu'on leur prépare pour les récréations qui suivent le dîner et le goûter.

Au lycée Napoléon, l'eau donnée avec réserve en dehors des repas est acidulée d'un peu de vinaigre. On l'adoucit le plus souvent, pour lui enlever sa crudité, avec un peu de rhum ou d'eau-de-vie. (30 gr. environ par litre.)

Une observation fort juste de M. le Ministre trouve ici sa place :

« On sert généralement aux élèves la même quantité d'abondance « pendant l'hiver que pendant l'été. Pourtant les besoins ne sont « pas les mêmes dans les deux saisons, et la nature des boissons « varie suivant les zones régionales. On peut même, pour les grandes « chaleurs, préparer des boissons hygiéniques presque sans frais. » *(Instruction ministérielle du 10 mai 1864.)*

(1) Jamais de vin pur dans l'enfance : aux enfants bien constitués et sains, de l'eau pure ; aux enfants chétifs et débiles, l'eau rougie et surtout la bière. (Michel Lévy, *Hygiène.*)

ALLOCATIONS FAITES AUX EMPLOYÉS ET DOMESTIQUES. — Les règlements universitaires ne parlent de la nourriture des agents et des domestiques que pour indiquer de quelle manière ils doivent être nourris (en mettant à profit la desserte des réfectoires); mais ils se taisent sur les quantités qu'il est convenable d'assurer à chacun d'eux. On trouvera dans les renseignements que nous donnons plus loin sur le régime alimentaire des hospices et des hôpitaux les bases d'une détermination à cet égard.

Une chose qu'il est utile d'y remarquer, c'est que les *employés femmes* reçoivent des allocations toujours inférieures en quantité à celles que reçoivent le *employés hommes*.

On voit par les chiffres que nous donnons que tous les lycées (1) ne paraissent pas avoir tenu compte jusqu'à ce jour de ces différences que reconnaît cependant l'article 7 de l'arrêté du 11 octobre 1831, dont suit l'extrait, et que nous avons déjà cité (2) :

« Les sœurs hospitalières, ainsi que la lingère, seront servies « chez elles. Elles recevront pour chaque repas une portion égale à « celle des grands élèves. »

Cette différence dans la quantité des aliments allouée aux femmes, comparativement à celle des hommes, repose d'ailleurs sur les différences que présente la nature de la femme sous le rapport de la digestion et du besoin d'alimentation. Nous n'avons pas à les énumérer ici; nous dirons seulement avec M. Michel Lévy :

« La femme a moins de puissance digestive, exige moins de « nourriture, et une nourriture moins excitante que l'homme (3). »

CHAPITRE SIXIÈME.

Régime alimentaire des institutions impériales des sourds-muets, des jeunes aveugles et des écoles normales primaires.

Le règlement ci-après sur le régime alimentaire des institutions

(1) Voir page 34 ci-dessus.

(2) Au lycée Napoléon, par exemple, les sœurs hospitalières, ainsi que les sœurs lingères, reçoivent les mêmes quantités que les maîtres; il est plus d'un lycée dans lesquels ces employées se conforment peu, pour la nourriture comme pour bien d'autres choses, aux règles des établissements qui les ont acceptées à leur service.

(3) *Hygiène publique et privée,* t. Ier, pp 129 et 895, 4e édition.

impériales des sourds-muets et des jeunes aveugles a été approuvé le 15 avril 1861 par le Ministre de l'intérieur (de Persigny).

1° COMPOSITION DU RÉGIME ALIMENTAIRE DES SOURDS-MUETS, ETC.

1° *Régime gras.*

CATÉGORIES.	1er REPAS (déjeuner).	2e REPAS (dîner).	3e REPAS (souper).
Elèves, professeurs, employés, gens de service.	Pain.	Pain et vin.	Pain et vin.
Elèves.	**Soupe.** — 1° Soupe maigre.	**Soupe et deux plats.** — 1° Soupe grasse. 2° Bouilli, alternativement au naturel ou accommodé 3° Légumes frais ou secs, ou riz, ou pâtes.	**Deux plats.** — 1° Viande rôtie { dimanche mardi. jeudi. ou légumes, œufs, riz ou pâtes. { lundi. mercredi. samedi. 2° Salade, fromage, fruits crus ou cuits, confitures.
Professeurs et employés.	**Soupe.** — 1° Soupe au lait.	**Soupe et deux plats.** — 1° Soupe grasse. 2° Bouilli, alternativement au naturel ou accommodé 3° Légumes frais ou secs, ou riz, ou pâtes.	**Deux plats.** — 1° Viande rôtie. 2° Salade, fromage, fruits crus ou cuits, ou confitures.
Gens de service.	Comme pour les élèves	Comme pour les élèves	Comme pour les élèves.

2° *Régime maigre.*

Comme au régime gras, quant au nombre des plats qui sont choisis parmi les aliments maigres, de manière toutefois à remplacer par le poisson et les œufs la viande des jours gras.

3° *Exemple de la composition du régime d'une semaine.*

DIMANCHE.	LUNDI.	MARDI.	MERCREDI.	JEUDI.	VENDREDI.	SAMEDI.
1° Déjeuner. — Professeurs et employés, élèves et gens de service.						
Soupe au lait. Soupe maigre.	Soupe au lait. Soupe maigre.	Soupe au lait. Soupe maigre.	Soupe au lait. Soupe maigre.	Soupe au lait. Soupe maigre.	Soupe au lait. Soupe maigre.	Soupe au lait. Soupe maigre.
2° Dîner. — Professeurs et employés, élèves et gens de service.						
Soupe grasse. Bouilli naturel. Haricots.	Soupe grasse. Bouilli accommodé Macaroni.	Soupe grasse. Bouilli naturel. Lentilles.	Soupe grasse. Bouilli accommodé Pommes de terre.	Soupe grasse. Bouilli naturel. Riz.	Soupe maigre. Poisson. Haricots.	Soupe grasse. Bouilli accommodé Légumes frais.
3° Souper. — Professeurs et employés.						
Rôti. Fromage.	Rôti. Fruits.	Rôti. Fromage.	Rôti. Fruits.	Rôti. Fromage.	Œufs. Riz.	Rôti. Confitures.
4° Souper. — Elèves et gens de service.						
Rôti. Fromage.	Œufs. Confitures.	Rôti. Fromage.	Macaroni. Fruits.	Rôti. Fromage.	Œufs. Riz.	Légumes. Confitures.

2° TARIF DES ALLOCATIONS AUX SOURDS-MUETS, ETC.

1° *Pain.*

Portions entières.	Elèves	par jour,	600 gram.
	Professeurs / Employés / Gens de service	—	700
Fractions de portions p^r toutes les catégories,	3/4	—	400
—	2/4	—	300

2° *Vin* (1).

Portions entières.	Elèves	par jour,	15 centil.
	Moniteurs	—	25
	Professeurs et employés (hommes)	—	50
	Gens de service (hommes)	—	50
	Professeurs, employés et gens de service (femmes)	—	25
Fractions de portions.	3/4 Elèves	—	10
	Professeurs et gens de service	—	30
	2/4 Elèves	—	10
	Professeurs et gens de service	—	30
Portions supplémentaires pour les gens de service		maximum,	50

Le tableau suivant indique pour la viande, la volaille, le poisson, les œufs, etc. etc., les quantités allouées, par plat, aux différentes catégories de consommateurs.

(1) Le vin donné n'est point pur ; il est mélangé de 1/5 d'eau.

3° ALLOCATIONS PAR PLAT AUX SOURDS-MUETS ET AUX JEUNES AVEUGLES.

Plat	Allocation	Observations	
Viande.			
Bœuf rôti, grillé, Veau cuit au four, Mouton en ragoût	140 gr.	Pour les élèves.	Avant la préparation.
	180 gr.	Pour les professeurs, employés et gens de service.	Avant la préparation.
Bœuf bouilli avec ou sans légumes	70 gr.	Pour les élèves.	Après préparation, viande cuite et désossée.
	90 gr.	Pour les professeurs, employés, etc.	Après préparation, viande cuite et désossée.
Volaille et gibier	150 gr.	Avant préparation et pour toutes les catégories.	
Porc salé et charcuterie	80 gr.	Avant préparation et pour toutes les catégories.	
Poisson salé	120 gr.	Avant préparation et pour toutes les catégories.	
(Sardines, 3; hareng, 1)	»	Avant préparation et pour toutes les catégories.	
Poisson frais	300 gr.	Avant préparation et pour toutes les catégories.	
(Hareng, merlan, 1)	»	Avant préparation et pour toutes les catégories.	
Œufs	2	Pour les élèves.	
	3	Pour les professeurs, employés et gens de service.	
Pâtisserie	90 gr.	Avant préparation et pour toutes les catégories.	
Légumes frais	de 150 à 350 gr.	Avant préparation et pour toutes les catégories.	
Pommes de terre	350 gr.	Avant préparation et pour toutes les catégories.	
Haricots verts	150 gr.	Avant préparation et pour toutes les catégories.	
Pois et haricots écossés	180 gr.	Avant préparation et pour toutes les catégories.	
Légumes secs	10 centil.	Avant préparation et pour toutes les catégories.	
Riz, macaroni	50 gr.	Avant préparation et pour toutes les catégories.	
Fromage	50 gr.	Avant préparation et pour toutes les catégories.	
Fruits frais	150 gr.	Avant préparation et pour toutes les catégories.	
Fruits secs	100 gr.	Avant préparation et pour toutes les catégories.	
Confitures	50 gr.	Avant préparation et pour toutes les catégories.	
Pruneaux	60 gr.	Avant préparation et pour toutes les catégories.	
Potages.			
Riz, semoule	30 gr.		
Vermicelle	35 gr.		
Légumes secs	5 gr.		
Lait	33 centil.		
Bouillon	40 centil.		
Id.	40 centil.		

4° TARIF POUR LES ASSAISONNEMENTS AUX ÉCOLES DES SOURDS-MUETS ET DES JEUNES AVEUGLES.

DÉSIGNATION et quantité des aliments auxquels s'appliquent les fixations pour les assaisonnements.	FIXATION DES SUBSTANCES QUI DEVRONT COMPOSER LES ASSAISONNEMENTS.										
	Sel.	Poivre et épices.	Beurre ou graisse.	Lard.	Huile.	Vinaigre.	Plantes potagères.	Vin.	Œufs.	Lait.	Fromage, sucre ou cassonade
	kilog.	kilog.	kilog.	kilog.	kilog.	litre.	kilog.	litre.	nombre.	litre.	kilog.
100k Viande	2 500	» 100	5 000	»	»	»	15 000	»	»	»	»
100 Porc frais	1 000	» 050	1 000	»	»	»	15 000	»	»	»	»
100 Gibier et volaille	2 000	» 080	4 000	1 000	»	»	5 000	8 000	»	»	»
100 Poisson frais	2 500	» 100	8 000	»	2 000	2 000	5 000	8 000	»	»	»
100 Poisson salé	250	» 030	8 000	»	2 000	2 000	»	»	»	»	»
100 Légumes frais	2 500	» 100	4 000	»	1 000	1 500	5 000	»	»	»	10 000
100 Choux-fleurs, haricots verts, asperges, artichauts, pois verts	»	»	10 000	»	»	»	»	»	»	»	»
100 Lentilles, navets, carottes, céleri	»	»	8 000	»	»	»	»	»	»	»	»
100 Oseille, pommes de terre, épinards	»	»	5 000	»	»	»	»	»	»	»	»
100 Légumes secs	5 000	» 150	8 000	500	2 000	3 000	10 000	»	10	5 000	»
100 Salade	2 500	» 080	»	»	12 000	8 000	5 000	»	»	»	»
100 Œufs	250	» 020	1 000	»	» 500	» 100	2 000	»	»	»	200
100 Riz ou semoule au lait	»	»	8 000	»	»	»	»	»	»	100 000	25 000
100 Macaroni	2 500	» 100	20 000	»	»	»	»	»	»	»	20 000
100l Soupes maigres	1 000	» 050	2 000	»	»	»	15 000	»	»	5 000	»
100k Gâteaux de riz	»	»	10 000	»	»	»	»	»	»	»	»

5° RÉGIME ALIMENTAIRE DES ÉCOLES NORMALES PRIMAIRES.

Nombre des repas. — Le nombre des repas des élèves-maîtres est fixé à quatre par jour : le déjeuner, le dîner, le goûter, le souper. *(Décret du 26 décembre 1855, art. 13.)*

Un *menu* des deux repas principaux est dressé tous les huit jours, pour chaque jour de la semaine, par le directeur, et demeure affiché dans un cadre à la cuisine ou à la dépense. *(Décret du 26 décembre 1855, art. 14.)*

Le *dîner* seul est composé de deux plats outre le potage.

Un plat de *dessert* peut être ajouté au *souper* les jeudis, les dimanches et les jours de grandes fêtes.

Les jours qui ne sont pas d'abstinence, il y a toujours un plat de viande au *dîner* ou au *souper*. *(Décret du 26 déc. 1855, art. 13.)*

Tarif des quantités maximum allouées. — Il est alloué par jour et par tête d'élève ou de maître, en pain, viande, vin, cidre ou bière, les quantités maximum indiquées ci-après :

Pain (de deuxième qualité autant que possible), 1 kilogramme, y compris le pain de la soupe.

Viande (cuite et désossée), 125 grammes.

Boisson (vin, cidre ou bière). Le vin sera mélangé de 2/3 d'eau ; la bière ou le cidre de 1/3 d'eau : 1 litre par élève ; 65 centilitres de vin, ou 130 centilitres de cidre ou de bière pour les maîtres. (*Décret du 26 déc. 1855, art. 15.*)

Autres denrées. — Les quantités des autres denrées sont réglées par la commission de surveillance, suivant les usages locaux et sur la proposition du directeur. (*Décret du 26 déc. 1855, art. 16.*)

CHAPITRE SEPTIÈME.

Régime alimentaire de l'école polytechnique.

COMPOSITION DE LA NOURRITURE POUR LES ÉLÈVES ET AGENTS DE 1re CLASSE.

Déjeuner : Un plat de dessert. (Les dimanches et fêtes, un plat de viande et une ration de vin.)

Dîner : Potage ; deux plats ; un dessert.

Souper : Deux plats (un dessert les jours maigres seulement).

TARIF *des mets qui sont donnés aux repas des élèves, avec indication des* quantités *pour une table de* dix élèves.

(Les quantités sont proportionnelles pour les tables moins nombreuses.)

	OBJETS DE CONSOMMATION.	QUANTITÉS par table de dix élèves.	OBSERVATIONS.
Pain	à discrétion : par jour, compris celui de la soupe, environ.	9k »	
Vin	chaque jour de la semaine	3l 750	Les agents reçoivent tous les jours 1/2 litre de vin. — Ils n'ont que du pain au déjeuner.
	le dimanche	5 625	
	pour assaisonnements	0 200	
Viande	pour bouillon	3k »	Ces quantités renferment une légère tolérance de 1/12 en sus environ, pour déchets dans le partage ou parties défectueuses. — Ce qui est dû à l'élève est : Bœuf cuit, sans os 0k107; Bœuf, veau rôti, sans os 0 113; Mouton avec os 0 206; Mouton sans os 0 113
	Bœuf, pour bouilli / Bœuf, pour ragoût } cru, avec les os	2 75	
	Bœuf, / Veau, / Mouton, } pour rôti, crus, avec les os	3 20	
Issues	Rognons de bœuf, / Foies de veau, } crus	1 75	Avec tolérance de 1/10 en sus, pour le remplacement de celles qui sont brisées par la cuisson.
	Langues de bœuf, pesant environ 1k50	1 langue,	
	Langues de mouton	10 id.	
	Pieds de veau crus, pesant chacun environ 0k750	7 pieds 1/2	
	Pieds de mouton crus, pesant chacun environ 0k100, ensemble 2 kilog	20 id.	
Volaille	Dindes, pesant environ 3k20, abatis ôtés	1 »	Les tables composées de 8 ou 9 élèves reçoivent le même nombre de volailles; seulement on choisit les plus petites.
	Oies en daube, pesant environ 2k70, non compris 0k54 de hachis	1 »	
	Canards, pesant environ chacun 0k770, non compris 0k54 de hachis	2 »	
	Poulets pour rôtis, pesant environ chacun 0k900	2 »	
	Poulets pour ragoûts, pesant environ chacun 0k750	2 »	
	Pigeons rôtis ou en compote, pesant environ 0k550	10 »	
	[illegible]	[illegible]	

Charcuterie	[illegible] pesant ensemble environ 1k500	10 »	Avec tolérance de 1/10 en plus, pour le remplacement de ceux qui se trouvent brisés par la cuisson, ou pour déchets et parties défectueuses.
	Boudins seuls, pesant ensemble environ 1k200	10 »	
	Saucisses crues à la purée, pesant ensemble 1k	10 »	
	Côtelettes de porc frais, pour le dîner (comme le bœuf bouilli)	2k50	
	Lard – cru, sur les choux ou de la purée	1 25	
	Lard – cuit id.	0 65	
	Lard – pour assaisonnements	0 25	
	Chair à saucisses pour farces	0 50	
Pâtisserie	Pâtés froids pour 1er plat	2k50	Avec la même tolérance que ci-dessus.
	Pâtés froids pour 2e plat	1 75	
	Tourtes – grasses contenant 1k de ragoût et 0k50 de godiveau	1 »	
	Tourtes – d'entremets, aux confitures, pesant 1k25	1 »	
	Tourtes – frangipane, etc., pesant environ 1k25	1 »	
	Croûte de vol-au-vent	1 »	
	Brioches	0k75	
	Godiveaux	0 50	
Lait	pour déjeuner	5l 50	Avec la même tolérance que ci-dessus.
	pour assaisonnements	2 50	
Beurre	avec radis, pour déjeuner et hors-d'œuvre	0k40	Avec la même tolérance que ci-dessus.
	sans radis, id.	0 50	
	pour assaisonnements (moyenne par jour)	0 20	
Œufs	à la coque	30 »	Avec tolérance de 4 0/0 en sus, pour remplacer ceux qui sont brisés ou gâtés.
	en omelette	25 »	
	sur le plat	25 »	
	à la Béchamelle	20 »	

OBJETS DE CONSOMMATION.		QUANTITÉS par table de dix élèves.	OBSERVATIONS.
Œufs (Suite.)	à l'oseille (compris ceux pour l'assaisonnement dans l'oseille)	23 »	Avec tolérance de 4 0/0 en sus, pour remplacer ceux qui sont brisés ou gâtés.
	pour gâteaux de riz	20 »	
	pour crêmes	15 »	
	pour soupes maigres à l'oseille, sauces blanches et pâtes à frire	3 »	
Fromages	secs — de Hollande, pour déjeuner ou dessert	0^k60	
	secs — de Gruyères, id.	0 60	
	secs — id., pour assaisonner le macaroni	0 50	
	secs — de Roquefort	0 45	
	frais — de Brie	0 50	
	frais — de Neufchâtel	5 from.	
Légumes secs	Haricots	1^l50	
	Lentilles	1 50	
	Pois pour purée	1 50	
Pommes de terre	Pour ragoûts	6^k »	
	Pour frire	12 »	
	Riz pour gâteaux, potages ou garnitures de volailles	0 50	
	Pâtes. — Vermicelle, Semoule, Macaroni	0 50	
	Huile — pour assaisonn^{ts} de viandes, légumes, poissons	0 25	Avec tolérance de 1/10 en sus.
	Huile — id. de salades	0 20	
	Vinaigre	à discrétion.	
	Sucre	0^k25	
	Cassonade	0 20	

	Figues, raisins, amandes, etc., secs	[illegible]	
	Olives	1^l »	
	Compotes / Marmelades / Pruneaux et poires tapées	1^k50	
	Confitures et gelées	0 75	
Poissons	Poisson salé, mariné. Sardines	20 sardines.	
	Poisson salé, mariné. Anchois	0^k35	
	Poisson salé, mariné. Thon	0 60	
	Poisson frais, ne peut être évalué	à discrétion.	
Légumes verts	Petits pois	3^l50	
	Haricots verts	2^k25	
	Haricots écossés, frais	3^l50	
	Choux de Bruxelles	1^k575	
	Choux-fleurs	10 »	Avec la tolérance de 1/10.
	Artichauts	10 »	Id.
	Salsifis épluchés pour ragoûts	2^k50	
	Id. pour fritures	3 50	
	Epinards ou chicorée cuits	1 50	
	Radis pour déjeuner et hors-d'œuvre	5 bottes.	
	Asperges	3 bottes 1/2	
	Ognons petits, pour garniture	2 litres.	
	Navets ou carottes	2 bottes.	
Salades		à discrétion.	
Fruits		id.	

Le tableau suivant présente la comparaison des consommations par personne et par jour en pain, viande et vin, dans les principales écoles, en y joignant les quantités allouées pour les mêmes aliments et boisson dans les hospices et hôpitaux de Paris.

INDICATION DES ÉTABLISSEMENTS.		CONSOMMATION PAR JOUR et par personne. Pain.	Viande cuite désossée.	Vin pur
		Grammes	Grammes	Litres
Ecole polytechnique	Elèves	0,900	0,226	0,38
	Agents de 1re classe	0,900	0,226	0,50
Ecole normale supérieure	Elèves (en 1860)	0,550	0,212	0,25
	Maîtres (en 1860)	0,550	0,260	0,80
Ecoles normales primaires	Elèves (maximum)	1,000	0,125	0,33
	Maîtres (maximum)	1,000	0,125	0,65
Ecole d'Alfort		»	0,250	»
Ecoles des sourds et muets, etc.	Elèves	0,600	0,140	0,12
	Maîtres	0,700	0,180	0,40
Lycées de Paris	Elèves grands... (1re catégorie)	0,700	0,160 (1)	0,18
	— — ... (2e catégorie)	0,700	0,140	0,18
	— moyens	0,650	0,120	0,09
	— petits	0,600	0,100	0,09
	Maîtres	0,750	0,200	0,66
Hôpitaux et hospices de Paris	Garçons de 6 à 12 ans	0,520	0,100 (2)	0,08
	— de 13 ans et au-dessus.	0,660	0,120	0,08
	Adultes hommes (1er réfectoire)	0,840	0,360	0,80
	— femmes —	0,600	0,300	0,32
	— hommes (2e réfectoire)	0,840	0,260	0,48
	— femmes —	0,720	0,200	0,32

CHAPITRE HUITIÈME.

Régime alimentaire des hôpitaux et hospices civils de Paris.

1° RÉGIME DES ENFANTS AU-DESSUS DE SIX ANS.

Les enfants trouvés, les orphelins et les enfants aliénés ou infirmes forment, à raison de leurs différents âges, six classes de consommateurs. Mais nous n'avons, pour ce qui nous occupe, qu'à parler des deux dernières classes, comprenant : la première, les enfants de six à douze ans; la deuxième, les enfants de douze ans et au-dessus.

Leur régime se compose, pour vingt-quatre heures, des denrées et quantités ci-après :

(1) Nous n'avons compté pour les lycées que les jours à deux plats de viande.
(2) Dans les hôpitaux les enfants n'ont de viande qu'au dîner (un seul plat).

DIVISION de la journée.	NATURE DES DENRÉES.	ENFANTS de 6 à 12 ans. Avant préparation.	ENFANTS de 6 à 12 ans. Après préparation.	ENFANTS de 12 ans et au-dessus. Avant préparation.	ENFANTS de 12 ans et au-dessus. Après préparation.
Pour la journée.	1° Pain blanc pour soupe aux garçons et aux filles	»	12 décag.	»	12 décag.
	2° Pain moyen aux garçons	»	40 —	»	54 —
	— aux filles	»	36 —	»	48 —
	3° Vin aux garçons et aux filles	»	8 centil.	»	8 centil.
	Jours gras. (*Lundi, mardi, mercredi, jeudi et dimanche.*)				
Au déjeuner.	Bouillon maigre p^r soupe aux garçons	»	40 centil.	»	50 centil.
	— aux filles	»	30 —	»	40 —
Au dîner.	1° Bouillon gras p^r soupe aux garçons	»	40 —	»	50 —
	— aux filles	»	30 —	»	40 —
	2° Viande bouillie aux garçons	20 décag.	10 décag.	25 décag.	12 décag.
	— aux filles	16 —	8 —	20 —	10 —
Au souper.	1° Légumes secs	8 centil.	16 centil.	10 centil.	20 centil.
	ou Légumes frais	27 décag.	18 —	33 décag.	22 —
	ou Pommes de terre	27 —	27 —	33 —	33 —
	ou Riz	5 —	25 —	6 —	30 —
	2° Fromage	»	5 décag.	»	5 décag.
	ou Pruneaux	10 —	15 centil.	12 décag.	18 centil.
	ou Raisiné	»	6 décag.	»	7 décag.
	Jours maigres. (*Vendredi et samedi.*)				
Au déjeuner.	Bouillon maigre p^r soupe aux garçons	»	40 centil.	»	50 centil.
	— aux filles	»	30 —	»	40 —
Au dîner.	1° Bouillon maig. p^r soupe aux garçons	»	40 —	»	50 —
	— aux filles	»	30 —	»	40 —
	2° Légumes secs	15 centil.	30 —	18 centil.	36 —
	ou Légumes frais	54 décag.	36 —	66 décag.	44 —
	ou Pommes de terre	54 —	54 —	66 —	66 —
	ou Œufs	»	1 nomb.	»	2 nomb.
Au souper.	1° Légumes secs	8 centil.	16 centil.	10 centil.	20 centil.
	ou Légumes frais	27 décag.	18 —	33 décag.	22 —
	ou Pommes de terre	27 —	27 —	33 —	33 —
	ou Riz	5 —	25 —	6 —	30 —
	2° Fromage	»	5 décag.	»	5 décag.
	ou Pruneaux	10 —	15 centil.	12 —	18 centil.
	ou Raisiné	»	6 décag.	»	7 décag.

(*Règlement du 23 février 1853, art. 40 et 41.*)

2° RÉGIME DES EMPLOYÉS DE DIVERSES CLASSES.

Les employés, sous-employés et serviteurs de toutes classes sont divisés en deux réfectoires, relativement aux quantités d'aliments alloués.

Premier réfectoire. — Ce réfectoire comprend :

1° Les directeurs et économes, les employés des bureaux, les aumôniers, les médecins et chirurgiens sédentaires, les élèves en médecine, chirurgie et pharmacie, le jour où ils sont de garde, etc.;

2° Les sœurs et les novices, les surveillants et surveillantes, etc.;

3° Les portiers, les chefs de cuisine, gardes-magasins, dépensiers, garçons de bureau, maîtres et maîtresses d'ateliers, etc.

DIVISION de la journée.	NATURE DES DENRÉES.	QUANTITÉS ALLOUÉES aux hommes.		aux femmes.	
		Avant préparation.	Après préparation.	Avant préparation.	Après préparation.
Pour la journée.	1° Pain blanc	»	84 décag.	»	60 décag.
	2° Vin	»	80 centil.	»	32 centil.
	Jours gras. (*Lundi, mardi, mercredi, jeudi, dimanche.*)				
Au déjeuner.	1° Viande rôtie ou grillée	25 décag.	12 décag.	20 décag.	10 décag.
	2° Fromage	»	6 —	»	4 —
	ou Pruneaux	12 —	18 centil.	9 —	13 centil.
	ou Gelée de groseilles	»	5 décag.	»	5 décag.
	ou Fruits frais	»	25 —	»	20 —
	ou Lait	»	30 centil.	»	25 centil.
Au dîner.	1° Bouillon gras pour soupe	»	50 —	»	50 —
	2° Viande bouillie	25 —	12 décag.	20 —	10 décag.
	3° Viande en ragoût ou rôtie	25 —	12 —	20 —	10 —
	4° Légumes secs	15 centil.	30 centil.	10 centil.	20 centil.
	ou Légumes frais	45 décag.	30 —	45 décag.	30 —
	ou Pommes de terre	45 —	45 —	45 —	45 —
	Jours maigres. (*Vendredi et samedi.*)				
Au déjeuner.	1° Œufs	»	3 nomb.	»	2 nomb.
	2° Légumes secs	15 centil.	30 centil.	10 centil.	20 centil.
	ou Légumes frais	45 décag.	30 —	45 décag.	30 —
	ou Pommes de terre	45 —	45 —	45 —	45 —
	ou Lait	»	30 —	»	25 —
Au dîner.	1° Bouillon maigre pour soupe	»	50 —	»	50 —
	2° Poisson frais	30 —	20 décag.	25 décag.	16 décag.
	ou Poisson salé (morue)	19 —	16 —	15 —	12 —
	3° Légumes de saison	45 —	30 centil.	45 —	30 centil.
	ou Légumes frais	45 —	30 —	45 —	30 —
	ou Pommes de terre	45 —	45 —	45 —	45 —
	4° Fromage	»	6 décag.	»	4 décag.
	ou Pruneaux	12 décag.	18 centil.	9 —	13 centil.
	ou Gelée de groseilles	»	5 décag.	»	5 décag.
	ou Fruits frais	»	25 —	»	20 —

Deuxième réfectoire. — Ce réfectoire se compose des ouvriers, des gens de service des deux sexes, non compris dans les trois catégories du premier réfectoire.

DIVISION de la journée.	NATURE DES DENRÉES.	QUANTITÉS ALLOUÉES aux hommes. Avant préparation.		QUANTITÉS ALLOUÉES aux femmes. Avant préparation.	
		Avant préparation.	Après préparation.	Avant préparation.	Après préparation.
Pour la journée.	Pain blanc	»	84 décag.	»	72 décag.
	Vin	»	48 centil.	»	32 centil.
Jours gras.					
Au déjeuner.	Fromage	»	8 décag.	»	6 décag.
	ou Pruneaux	16 décag.	24 centil.	12 décag.	18 centil.
	ou Raisiné	»	10 décag.	»	8 décag.
Au dîner.	1° Bouillon gras pour soupe	»	50 centil.	»	50 centil.
	2° Viande bouillie	30 —	14 décag.	25 —	12 décag.
Au souper.	1° Viande en ragoût	25 —	12 —	15 —	8 —
	2° Légumes secs	20 centil.	40 centil.	15 centil.	30 centil.
	ou Légumes frais	60 décag.	40 —	45 décag.	30 —
	ou Pommes de terre	60 —	60 —	45 —	45 —
	ou Riz	8 —	40 —	6 —	30 —
Jours maigres.					
Au déjeuner.	(Comme pour les jours gras).				
Au dîner.	1° Bouillon maigre pour soupe	»	50 centil.	»	50 centil.
	2° Poisson salé (morue)	19 décag.	16 décag.	15 décag.	12 décag.
	ou Œufs	»	3 nomb.	»	2 nomb.
	3° Légumes frais	60 —	40 centil.	45 —	30 centil.
	ou Pommes de terre	60 —	60 —	45 —	45 —
	ou Légumes secs	20 centil.	40 —	15 centil.	30 —
Au souper.	1° Légumes secs	20 —	40 —	15 —	30 —
	ou Légumes frais	60 décag.	40 —	45 décag.	30 —
	ou Pommes de terre	60 —	60 —	45 —	45 —
	2° Fromage	»	8 décag.	»	6 décag.
	ou Pruneaux	16 —	24 centil.	12 —	18 centil.
	ou Raisiné	»	10 décag.	»	8 décag.

(*Règlement du 23 fév. 1853, art. 45, 46, 47, 50 et 51.*)

3° DES PRÉPARATIONS ET DES ASSAISONNEMENTS.

SURVEILLANCE A EXERCER SUR LES PRÉPARATIONS. — Les directeurs et les économes peuvent être rendus responsables des mauvaises préparations. Ils doivent inspecter la cuisine tous les jours, y goûter les aliments, et s'assurer s'ils ont été préparés avec tout le soin exigé.

Les chefs du service de santé sont invités à inspecter et à déguster souvent les aliments préparés ou non préparés destinés à l'alimentation des malades et des indigents; ils devront avoir soin de consigner chaque fois sur le registre ouvert à cet effet leur opinion sur la bonne ou la mauvaise qualité des denrées ou des préparations.

Les directeurs et économes transmettront à l'administration copie des observations consignées sur le registre par les chefs du service de santé; ils y feront droit sur-le-champ, dans la latitude laissée par le présent règlement; ils attendront les décisions de l'administration pour celles qui s'en écarteraient. *(Règlement du 23 février 1853, art. 77, 78 et 79.)*

DE LA PRÉPARATION DU BOUILLON GRAS (1). — La viande crue à mettre à la marmite pour les malades est calculée d'après les prescriptions en viande bouillie des jours précédents.

(1) Des expériences souvent répétées depuis quelques années ont fait constater qu'il était utile de prendre toutes les précautions qui vont être indiquées pour obtenir une bonne qualité de bouillon et une viande cuite à point.

1° Les marmites destinées à la cuisson de la viande doivent être, autant que les localités et la population des établissements le permettent, d'une capacité qui n'excède pas 75 litres.

2° On désosse la viande crue, et on la ficelle par paquets de 3 kilogrammes environ.

3° Les os, ainsi dégarnis de la viande, sont concassés et placés au fond des marmites.

4° La viande, disposée en paquets ficelés, est placée dans les marmites sur des grilles ou doubles-fonds à jour qui la séparent des os.

5° L'eau des marmites est encore froide au moment où on y met la viande. Cette eau est en rapport rigoureux avec le poids de la viande et des os : cette proportion est déterminée par le tarif des assaisonnements.

6° Du moment où l'on allume le feu jusqu'à celui où la viande finit d'écumer, ce qui a lieu entre la première et la deuxième heure, on entretient dessous les marmites un feu vif et actif; à partir de cet instant jusqu'à la sixième heure on laisse tomber le feu au degré nécessaire pour obtenir seulement, mais continuellement, une légère ébullition au-dessus des marmites ; de cette troisième époque jusqu'au moment où l'on doit retirer la viande des marmites on n'entretient plus aucun feu dessous.

7° L'instant où la viande cesse de jeter son écume est aussi celui où l'on sale le bouillon et où l'on place dans les marmites les filets contenant les plantes potagères et l'oignon brûlé.

8° Le bouillon, pour être bien fait, nutritif et agréable au goût, doit employer sept heures à se faire.

9° La viande doit être retirée des marmites une heure avant la distribution. Cette opération s'effectue au moyen des grilles ou doubles-fonds, qui sont hissés,

La viande destinée aux valides et aux employés est calculée d'après le nombre des personnes nourries et la quotité de la ration allouée à chacune en viande bouillie.

Les directeurs et économes feront peser devant eux la viande non désossée destinée à faire le bouillon.

Le bouillon gras doit toujours être préparé d'une manière uniforme. Les directeurs et les économes doivent bien se pénétrer de ce qu'il convient de faire pour obtenir toujours un bon bouillon, qui est l'aliment le plus utile aux malades et aux vieillards.

Ils s'assureront si toutes les précautions qui doivent précéder la mise de la viande à la marmite ont été prises; si cette viande a été désossée, les os concassés et placés au fond des marmites; si l'on s'est strictement renfermé dans les prescriptions du présent règlement pour la quantité d'eau à employer pour faire le bouillon; si enfin la réduction de l'eau après la cuisson est dans les rapports indiqués par le même règlement.

Dans le cours de la cuisson, ils veilleront à ce que le calorique soit ménagé et distribué à propos, et principalement à ce que la viande reste sur le feu sept heures, temps reconnu nécessaire pour la bien cuire et donner au bouillon toute la force et la qualité voulues.

Ils s'assureront si la viande cuite est retirée des marmites assez longtemps avant la distribution pour qu'elle puisse s'égoutter et se raffermir.

Ils feront faire devant eux une pesée générale de la viande cuite sans les os, pour constater le rapport de ce poids avec le poids primitif de la viande crue non désossée. Ce rapport doit être de 47 pour 0/0 environ. Ils feront mesurer tout le bouillon obtenu, pour reconnaître et constater ce produit, qui doit être de 240 litres environ par 100 kilog. de viande crue non désossée (1).

Ils veilleront à ce que la viande soit découpée proprement, et les

et enlèvent au même moment toute la viande dont ils sont chargés; la viande reste ainsi suspendue pour s'égoutter au-dessus des marmites l'espace d'une demi-heure; la demi-heure qui suit est employée à constater, par une pesée générale, le poids de la viande cuite obtenue, et ensuite à la découper par portions.

10° La couche de graisse qu'on voit à la surface du bouillon, lorsqu'il est fait, ne constitue pas sa qualité; souvent même cette graisse est nuisible aux consommateurs; en conséquence elle doit être enlevée des marmites dans l'instant qui précède la distribution, et après que le bouillon a été reposé.

(1) De nombreuses expériences ont constaté de la manière la plus positive que, dans une marmite bien gouvernée, on retrouvait autant de bouillon qu'on y avait mis d'eau.

pesées partielles régulièrement faites pour chaque service ou chaque consommateur.

Ils auront soin de constater chaque jour la quantité de graisse retirée des marmites (1). *(Règlement du 23 février 1853, art. 80 à 84.)*

DES PRÉCAUTIONS QU'EXIGENT DIVERSES PRÉPARATIONS. — Les préparations exigent diverses précautions que l'on ne doit jamais négliger.

1° On doit éviter avec soin l'usage des fortes épices et d'une forte salaison dans les préparations faites pour les malades et pour les enfants.

2° On doit faire tremper dans l'eau tiède la morue et les autres poissons salés le temps nécessaire pour leur enlever toute âcreté et le superflu du sel qu'ils contiennent.

3° On doit aussi faire tremper les pruneaux avant de les faire cuire. L'eau dans laquelle ils auront trempé servira encore à la cuisson.

4° Les légumes secs et le riz seront triés ; les légumes frais et de saison seront épluchés avec soin avant d'être préparés.

5° Les salsifis, après avoir été épluchés, doivent être mis, en attendant leur cuisson, dans de l'eau acidulée avec du vinaigre, afin de les empêcher de noircir.

6° Toutes les préparations seront faites avec la plus grande propreté. On ne se servira que de vases bien propres ; les cuivres seront toujours parfaitement étamés. *(Règlement du 23 février 1853, art. 85.)*

DES DIFFÉRENTES SORTES DE PRÉPARATIONS. — Il est recommandé de varier le plus possible les préparations, et de ne pas servir plusieurs fois de suite les mêmes aliments accommodés de la même manière. On aura soin de ne se servir pour chaque préparation que des denrées d'assaisonnement qui conviennent le mieux.

Les denrées pour lesquelles les préparations peuvent être plus facilement variées sont : les soupes maigres, la viande crue ou cuite, les légumes secs, les légumes frais et de saison, les œufs et le poisson.

Toutes les préparations sont permises dès lors qu'elles convien-

(1) Cette quantité varie en raison des parties de viande qui sont employées, de la grosseur et de la provenance des bœufs ; cependant l'expérience a fait constater que la quantité moyenne de graisse qu'on doit obtenir d'une bonne viande est de 2 kilog. 70 décag. pour 100 kilog. de viande crue non désossée.

nent au plus grand nombre de consommateurs et qu'elles ne sont pas plus coûteuses. *(Règlement du 23 février 1853, art. 84.)*

4° TARIF MAXIMUM DES ASSAISONNEMENTS.

ESPÈCES.		QUANTITÉS.
BOUILLON GRAS (1).		
Pour 100 litres de bouillon.		
1° Eau	litres.	100 »
2° Viande	kilog.	41.66
3° Sel	id.	1.12
4° Plantes potagères	id.	8.33
5° Oignons brûlés	id.	0.30
BOUILLON MAIGRE.		
Pour 100 litres de bouillon.		
1re manière.		
1° Eau	litres.	110 »
2° Sel	kilog.	1.80
3° Beurre	id.	2.80
4° Plantes potagères	id.	8 »
5° { Légum. secs en purée	litres.	8 »
ou Pommes de terre.	kilog.	10 »
6° Poivre	id.	0.04
2e manière.		
1° Eau	litres.	110 »
2° Sel	kilog.	1.80
3° Beurre	id.	2.80
4° { Oseille crue	id.	8 »
ou Oseille cuite	id.	3 »
5° Poivre	id.	0.04

(1) Cette formule équivaut à celle-ci pour 120 litres.

1° Eau	litres.	120 »
2° Viande	kilog.	50 »
3° Sel	id.	1.50
4° Plantes potagères	id.	10 »
5° Oignons brûlés	id.	0.36

ESPÈCES.		QUANTITÉS.
3e manière.		
1° Eau	litres.	60 »
2° Sel	kilog.	1.80
3° Beurre	id.	1.50
4° Lait	litres.	50 »
5° { Potiron	kilog.	35 »
ou Pommes de terre.	id.	20 »
6° Poivre	id.	0.04
4e manière (panade).		
1° Eau	litres.	100 »
2° Beurre	kilog.	3.50
3° { Œufs	nomb.	35 »
ou { Œufs	id.	20 »
Lait	litres.	5 »
4° Sel	kilog.	2 »
5° Poivre	id.	0.04
VIANDE CUITE		
SAUTÉE AU BEURRE ET AU GRATIN.		
Pour 100 kilogrammes.		
1° Beurre	kilog.	5.60
2° Plantes potagères	id.	16 »
3° Plantes de haut goût.	id.	4 »
4° Sel	id.	2.50
5° Poivre	id.	0.05
6° Vinaigre	litres.	2.50
7° Bouillon gras	id.	10 »
VIANDE EN RAGOUT.		
Pour 100 kilog. de viande crue.		
1° { Graisse	kilog.	3.50
ou Saindoux	id.	3.50
2° { Plantes potagères	id.	60 »
ou Pommes de terre.	id.	60 »

ESPÈCES.		QUANTITÉS.
3° Plantes de haut goût.	kilog.	2 »
4° Sel	id.	1.80
5° Poivre	id.	0.05
6° Farine	id.	1.50
7° Vinaigre	litres.	1.50
8° Bouillon	id.	10 »
VIANDE EN BŒUF A LA MODE.		
Pour 100 *kilog. de viande crue.*		
1° Lard	kilog.	10 »
2° Plantes potagères	id.	45 »
3° Plantes de haut goût.	id.	2 »
4° Sel	id.	1.50
5° Poivre	id.	0.06
VIANDE OU VOLAILLE RÔTIE.		
Pour 100 *kilogrammes.*		
1° Graisse	id.	2 »
2° Sel	id.	0.45
3° Poivre	id.	0.03
4° Bouillon	litres.	10 »
FRICANDEAU OU FILET PIQUÉ.		
Pour 100 *kilogrammes.*		
1° Oseille cuite	kilog.	25 »
2° { Œufs	nomb.	30 »
2° { ou Beurre	kilog.	3 »
3° Lard à piquer	id.	10 »
4° Sel	id.	1.50
5° Poivre	id.	0.05
6° Farine	id.	2 »
VEAU OU MOUTON A LA BOURGEOISE.		
Pour 100 *kilogrammes.*		
1° Beurre	kilog.	2.80
2° { Plantes potagères	id.	30 »
2° { ou Pommes de terre	id.	30 »
2° { ou Légumes secs	id.	5 »
3° Plantes de haut goût.	id.	2 »
4° Lard	id.	6 »
5° Sel	id.	2 »
6° Poivre	id.	0.06
7° Vinaigre	litre.	1 »
VEAU OU VOLAILLE AU BLANC.		
Pour 100 *kilogrammes.*		
1° Beurre	kilog.	6.80
2° Œufs	nomb.	50 »
3° Plantes de haut goût.	kilog.	10 »
4° Farine	id.	4 »
5° Sel	id.	1.80
6° Poivre	id.	0.03
7° Vinaigre	litre.	1.50
VIANDE EN MIROTON.		
Pour 100 *kilog. de viande cuite.*		
1° { Graisse	kilog.	7 »
1° { ou Saindoux	id.	7 »
2° Plantes de haut goût.	id.	12 »
3° Sel	id.	1.80
4° Farine	id.	1 »
5° Vinaigre	litres.	2 »
6° Poivre	kilog.	0.06
7° Bouillon	litres.	10 »
POITRINE DE VEAU A LA SAUCE BLANCHE.		
Pour 100 *kilogrammes.*		
1° Beurre	kilog.	8 »
2° Œufs	nomb.	200 »
3° Plantes de haut goût.	kilog.	10 »
4° Farine	id.	4 »
5° Sel	id.	2 »
6° Poivre	id.	0.05
7° Vinaigre	litre.	1.50
COTELETTES EN PAPILLOTTE OU PANÉES.		
Pour 100 *kilogrammes.*		
1° Beurre	kilog.	2.80
2° Plantes de haut goût.	id.	8 »
3° Plantes potagères	id.	6 »
4° Sel	id.	2 »
5° Poivre	id.	0.06
6° Vinaigre	litre.	1 »

ESPÈCES.		QUANTITÉS.
VIANDE		
EN HACHIS OU CROQUETTES.		
Pour 100 *kilog. de viande cuite.*		
1° Lard	kilog.	3 »
2° Graisse pour hachis.	id.	2 »
ou Saindoux pour croquettes	id.	2 »
3° Plantes de haut goût.	id.	2 »
4° Sel	id.	1.50
5° Farine	id.	1.50
6° Poivre	id.	0.10
VIANDE EN VINAIGRETTE.		
Pour 100 *kilog. de viande cuite.*		
1° Huile blanche	kilog.	8 »
2° Vinaigre	litres.	16 »
3° Plantes de haut goût.	kilog.	1 »
4° Sel	id.	1.35
5° Poivre	id.	0.10
CERVELLE DE MOUTON		
A LA POULETTE.		
Pour 100 *kilogrammes.*		
1° Beurre	kilog.	7.70
2° Farine	id.	4 »
3° Œufs	nomb.	100 »
4° Plantes potagères	id.	3.12
5° Plantes de haut goût.	id.	0.20
6° Sel	id.	1.56
7° Poivre	id.	0.03
8° Vinaigre	litres.	5.20
(Cet assaisonnement comprend le court-bouillon.)		
FOIE DE VEAU SAUTÉ.		
Pour 100 *kilogrammes.*		
1re manière.		
1° Beurre	kilog.	17.85
2° Farine	id.	3.92
3° Sel	id.	1.78
4° Poivre	id.	0.05

ESPÈCES.		QUANTITÉS.
FOIE A L'ÉTOUFFÉ.		
Pour 100 *kilogrammes.*		
2e manière.		
1° Graisse	kilog.	5.35
2° Lard	id.	5.35
3° Bouillon	litres.	28.57
4° Farine	kilog.	3.57
5° Plantes potagères	id.	21.42
6° Plantes de haut goût.	id.	1.78
7° Sel	id.	1.78
8° Poivre	id.	0.05
MOU ET RATE.		
Pour 100 *kilogrammes.*		
1° Lard	kilog.	13.33
2° Plantes potagères	id.	6.66
3° Bouillon	litres.	26.66
4° Sel	kilog.	2 »
5° Poivre	id.	0.06
COURT-BOUILLON.		
Pour 100 *kilog. de pieds de mouton, de tête de veau et de cervelle de bœuf.*		
1° Plantes potagères	kilog.	4.16
2° Plantes de haut goût.	id.	0.41
3° Vinaigre	litres.	4.16
4° Poivre	kilog.	0.02
PIEDS DE MOUTON		
SAUCE POULETTE.		
Pour 100 *kilogrammes.*		
1° Beurre	kilog.	6.66
2° Farine	id.	5 »
3° Œufs	nomb.	83 »
4° Sel	kilog.	1.25
TÊTE ET PIEDS DE VEAU		
SAUCE VINAIGRETTE.		
Pour 100 *kilogrammes.*		
1re manière.		
1° Huile blanche	kilog.	7.50
2° Plantes potagères	id.	5 »
3° Vinaigre	litres.	15 »
4° Sel	kilog.	1.87
5° Poivre	id.	0.03

ESPÈCES.		QUANTITÉS.
SAUCE BOURGEOISE.		
2e manière.		
1° Beurre	kilog.	5 »
2° Bouillon	litres.	12.50
3° Plantes potagères	kilog.	22.50
4° Plantes de haut goût.	id.	1 87
5° Farine	id.	1.25
6° Sel	id.	1.87
7° Poivre	id.	0.03
GRAS-DOUBLE.		
Pour 100 *kilogrammes.*		
1° Graisse	kilog.	4 »
2° Lard	id.	4 »
3° Plantes potagères	id.	25 »
4° Plantes de haut goût.	id.	1 »
5° Bouillon	litres.	10 »
6° Farine	id.	1 »
7° Sel	id.	2 »
8° Poivre	id.	0.05
CERVELLE DE BŒUF.		
Pour 100 *kilogrammes.*		
1° Beurre	kilog.	7.50
2° Farine	id.	5.62
3° Œufs	nomb.	100 »
4° Sel	kilog.	1.87
5° Poivre	id.	0.05
POISSON ET MATELOTTE.		
Pour 100 *kilogrammes de poisson cru.*		
1° Beurre	kilog.	5.50
2° Plantes de haut goût.	id.	30 »
3° Vin	litres.	20 »
4° Farine	kilog.	2.25
5° Sel	id.	1.35
6° Poivre	id.	0.06

ESPÈCES.		QUANTITÉS.
POISSON A LA SAUCE BLANCHE.		
Pour 100 *kilog. de poisson cru.*		
1re manière.		
1° Beurre	kilog.	10.20
2° Farine	id.	4 »
3° Sel	id.	1.35
4° Vinaigre	litre.	0.50
5° Poivre	kilog.	0.06
2e manière.		
1° Beurre	kilog.	12 »
2° Farine	id.	3 »
3° Sel	id.	1.50
4° Poivre	id.	0.10
5° Vinaigre	litre,	0.50
6° Plantes de haut goût.	kilog.	3 »
7° Pommes de terre pour la morue	id.	25 »
POISSON FRIT.		
Pour 100 *kilogrammes de poisson cru.*		
1° { Beurre	kilog.	4 »
ou Saindoux	id.	4 »
ou Graisse	id.	4 »
2° Farine	id.	0.75
3° Sel	id.	0.45
POISSON AU GRATIN.		
Pour 100 *kilogrammes.*		
1° Beurre	kilog.	8.50
2° Sel	id.	1.50
3° Poivre	id.	0.05
4° Farine	id.	1.50
5° Plantes de haut goût.	id.	5 »
6° Bouillon	litres	10 »
7° Chapelure	kilog.	4.50

ESPÈCES.		QUANTITÉS.
POISSON EN VINAIGRETTE.		
Pour 100 kilogrammes de poisson cru.		
1° { Huile d'olives	kilog.	6 »
{ ou Huile blanche ..	id.	6 »
2° Vinaigre.	litres.	6 »
3° Plantes de haut goût.	kilog.	0.50
4° Sel	id.	0.90
5° Poivre	id.	0.06
MORUE SALÉE.		
Pour 100 kilog. de morue.		
1° Beurre	kilog.	18 »
2° Pommes de terre	id.	115 »
3° Sel	id.	3 »
4° Poivre	id.	0.10
ŒUFS EN OMELETTE.		
Pour 100 œufs.		
1° Beurre	kilog.	1.50
2° Plantes de haut goût.	id.	0.60
3° Sel	id.	0.20
4° Poivre	id.	0.03
ŒUFS SUR LE PLAT.		
Pour 100 œufs.		
1° Beurre	kilog.	0.85
2° Sel	id.	0.36
3° Poivre	id.	0.03
ŒUFS A LA SAUCE BLANCHE.		
Pour 100 œufs.		
1° Beurre	kilog.	0.85
2° Farine.............	id.	0.75
3° Sel	id.	0.20
4° Poivre	id.	0.02
5° Vinaigre...........	litre.	0.50

ESPÈCES.		QUANTITÉS.
ŒUFS AU LAIT.		
Pour 100 portions de dix centilitres.		
1° Œufs	nomb.	80 »
2° Lait	litres.	6 »
3° Sucre	kilog.	1.20
4° Eau de fleur d'oranger.	litre.	0.12
ŒUFS A L'OSEILLE.		
Pour 100 œufs.		
1° Beurre	kilog.	2 »
2° Oseille cuite	id.	10 »
3° Sel	id.	0.90
4° Poivre	id.	0.03
ŒUFS FRITS.		
Pour 100 œufs.		
1° { Beurre	kilog.	1.30
{ ou Graisse	id.	1.30
2° Sel	id.	0.45
3° Poivre	id.	0.03
4° Vinaigre	litre.	0.50
ŒUFS EN VINAIGRETTE		
Pour 100 œufs.		
1° { Huile d'olives	kilog.	2 »
{ ou Huile blanche ..	id.	2 »
2° Vinaigre...........	litres.	2 »
3° Plantes de haut goût.	kilog.	0.50
4° Sel....	id.	0.90
5° Poivre	id.	0.06
LÉGUMES SECS FRICASSÉS.		
Pour 100 litres crus.		
1° { Beurre frais.......	kilog.	8 »
{ ou Graisse	id.	8.50
2° Plantes de haut goût.	id.	4 »
3° Farine.............	id.	1.10
4° Sel	id.	4 »
5° Poivre	id.	0.06

ESPÈCES.	QUANTITÉS.
LÉGUMES SECS	
EN VINAIGRETTE.	
Pour 100 litres crus.	
1° { Huile d'olives. .... kilog.	8 »
{ ou Huile blanche . . id.	8 »
2° Vinaigre........... litres.	10 »
3° Plantes de haut goût. kilog.	1 »
4° Sel............... id.	3.10
5° Poivre............ id.	0.06
LÉGUMES FRAIS,	
LÉGUMES DE SAISON ET POMMES DE TERRE ACCOMMODÉS.	
Pour 100 kilog. de légumes crus.	
1° { Beurre........... kilog.	5.85
{ ou Graisse........ id.	7.20
{ ou { Beurre........ id.	4.05
{ et lait....... id.	15 »
2° Plantes de haut goût. id.	2 »
3° Farine............ id.	1.50
4° Sel............... id.	1.80
5° Poivre........... id.	0.06
6° Bouillon........... litres.	10 »
CHOUX-FLEURS,	
ARTICHAUTS, ASPERGES ET SALSIFIS A LA SAUCE BLANCHE.	
Pour 100 kilogrammes.	
1° Beurre............ kilog.	10 »
2° Farine............. id.	3 »
3° Sel............... id.	1 »
4° Vinaigre.......... litres.	0.50
SALADE	
DE POMMES DE TERRE.	
Pour 100 kilog.	
1° Huile blanche....... kilog.	15 »
2° Vinaigre.......... litres.	9 »
3° Plantes de haut goût. kilog.	1 »
4° Sel............... id.	1.25
5° Poivre............ id.	0.06

ESPÈCES.	QUANTITÉS.
SALADES.	
Pour 100 kilog. de légumes frais.	
1° { Huile d'olives..... kilog.	12 »
{ ou Huile blanche .. id.	12 »
2° Vinaigre........... litres.	6 »
3° Plantes de haut goût. kilog.	1 »
4° Sel............... id.	1.25
5° Poivre........... id.	0.06
MACARONI A L'ITALIENNE	
Pour 100 kilog. crus.	
1° Fromage de Comté.. kilog.	35 »
2° Beurre............ id.	20 »
3° Sel............... id.	8 »
4° Poivre............ id.	0.40
RIZ, VERMICELLE	
OU SEMOULE AU LAIT.	
Pour 100 kilog.	
1° Lait.............. litres.	400 »
2° Sel.............. kilog.	6 »
RIZ AU BEURRE.	
Pour 100 kilogrammes.	
1° Beurre............ kilog.	20 »
2° Sel............... id.	6 »
3° Poivre............ id.	0.05
POTAGES	
ET BOUILLIE AU LAIT.	
Pour 100 litres.	
1° Lait.............. litres.	100 »
2° Sel............... id.	80 »
FRUITS CUITS,	
PRUNEAUX ET POMMES SÈCHES.	
Pour 100 kilog. crus.	
1re manière.	
1° Eau.............. litres.	10 »
2° Sucre brut......... kilog.	7 »
2e manière.	
1° Eau.............. litres.	5 »
2° Vin............... id.	5 »
3° Sucre............. kilog.	8 »

ESPÈCES.	QUANTITÉS.	ESPÈCES.	QUANTITÉS.
PATISSERIES		**CRÊME.**	
Pour 100 *portions.*		*Pour* 100 *pots.*	
1° Farine .... kilog.	2.50	1° Œufs .... nomb.	50 »
2° Beurre .... id.	1.50	2° Lait .... litres.	8 »
3° Œufs .... nomb.	50 »	3° Sucre .... kilog.	1.50
4° Sucre .... kilog.	2 »	4° Eau de fleur d'oranger .... litre.	0.10
5° Pommes en marmelade. .... nomb.	50 »	ou Citrons .... nomb.	2 »
ou Confitures...... kilog.	3 »	ou Vanille .... kilog.	0.01
ou Lait. .... litres.	5 »	ou Café........... id.	0.25
et Eau de fleur d'oranger.......... kilog.	0.10		

(*Règlement du* 23 *février* 1853, *art.* 87.)

CHAPITRE NEUVIÈME.

Extrait de l'instruction du 5 mars 1850 sur la composition du régime alimentaire des troupes.

Cette instruction renferme sur le régime alimentaire en général des notions tellement précieuses que nous ne devons manquer d'en extraire tout ce qui peut être de quelque utilité pour les établissements qui nous occupent.

1° ALIMENTS SOLIDES.

VARIÉTÉ DANS LES ALIMENTS ET LES PRÉPARATIONS. — Les substances animales (*viande* et *poisson*), le pain, les végétaux mucilagineux ou féculents et les fruits sont les aliments solides dont le soldat doit faire habituellement usage.

L'expérience a démontré irréfragablement :

1° Qu'aucune substance alimentaire prise seule, pendant un temps prolongé, ne suffit à la nourriture complète de l'homme, ni quelquefois même à l'entretien de la vie. Ainsi la viande, le pain, les légumes, le riz, etc., ne peuvent, chacun isolément, fournir une alimentation suffisante ;

2° Que l'usage persistant et invariable des mêmes préparations alimentaires amène graduellement dans les organes digestifs un état ou de langueur ou d'irritation, et toujours de satiété, si ce n'est de dégoût, qui nuit à la bonne élaboration des aliments, et par suite à la nutrition et à l'entretien des forces.

De ces faits, appuyés sur les données les plus positives de la science, découle le double principe :

De composer autant que possible chaque repas d'aliments divers en proportions convenables, comme viande, pain, légumes, poisson, etc. ;

De varier le régime de telle sorte que chaque jour ne ramène pas les mêmes aliments.

DES ASSAISONNEMENTS. — Il est démontré encore que, pour être bien digérées et fournir au corps de l'homme tous les éléments de réparation matérielle et d'énergie dynamique dont il a besoin, les substances alimentaires doivent être accompagnées de substances seulement stimulantes, qui constituent des assaisonnements. Le sel, le poivre, le girofle, l'oignon, l'ail, les principes aromatiques de quelques végétaux, comme le persil, le cerfeuil, le thym, etc., constituent ces assaisonnements, qui excitent les surfaces muqueuses, provoquent des élaborations plus complètes, et, peut-être, entrant en combinaison avec les sucs nutritifs, ou passant en nature dans le sang, vont porter dans tout le corps une stimulation favorable à l'entretien de la vitalité.

IMPORTANCE DES DIVERS ALIMENTS SOLIDES. — La proportion de ces divers aliments exerce une grande influence sur la santé des hommes.

1° *Viande.* — La viande, par les matériaux abondants qu'elle fournit aux organes, presque immédiatement, sous un petit volume et sans grands efforts de la part de l'estomac, doit prendre le premier rang dans le régime. L'expérience a prouvé la supériorité de l'alimentation animale pour l'entretien des forces et leur augmentation progressive, sur celle dont la base est formée de végétaux.

2° *Pain.* — Le pain peut n'être considéré que comme la seconde des parties fondamentales du régime.

3° *Légumes.* — Les légumes enfin ne doivent former que la troisième et la plus faible partie des éléments du régime. Ils sont en général peu nourrissants ; mais leur usage, en certaines proportions, est indispensable à une alimentation complète et à l'entretien de la santé.

QUALITÉS QUE DOIVENT AVOIR LES DIVERS ALIMENTS SOLIDES. — 1° *Viandes.* — Les viandes doivent être fraîches, bien saignées, provenant d'animaux sains et adultes. Les parties composées de chairs musculaires, épaisses et massées, sont plus nutritives que celles qui ne forment que des lames minces, entremêlées de lames blanches et filamenteuses qui constituent le tissu cellulaire et les aponévroses. Ces parties celluleuses, tendineuses et aponévrotiques ne nourrissent que peu.

Les viandes provenant d'animaux gras et vigoureux sont plus alibiles et plus salubres que celles fournies par des animaux maigres et languissants. Celle du bœuf est préférable à celle du taureau et de la vache.

La graisse dans la viande nourrit peu, mais elle fournit à l'homme un principe dont il a besoin. Les viandes accompagnées d'une médiocre quantité de graisse sont donc préférables à celles qui sont exclusivement compactes et sèches.

Bien qu'il paraisse que les viandes provenant d'animaux malades, même de ceux frappés par les épizooties, ne soient pas immédiatement malfaisantes, il est cependant prudent de les éviter. Il n'est permis d'en faire usage qu'en cas de nécessité absolue, urgente, et jamais cet usage ne peut être prolongé, car il entraînerait inévitablement le développement de maladies très-graves parmi les troupes.

Les viandes conservées, séchées, fumées, salées, nourrissent moins bien que les viandes fraîches. Si leur usage prolongé et constant ne soutient pas convenablement les forces, excite la répugnance et dispose aux maladies, comme la stomatite (inflammation de la bouche), le scorbut, etc., cependant leur introduction en certaines proportions dans le régime est non-seulement sans inconvénient, mais salutaire, en augmentant la variété.

2° *Poissons.* — Les poissons, et plus particulièrement les poissons salés, comme les morues, les harengs, les saumons, sont dans le même cas que les viandes salées.

Les poissons frais de rivière ne nourrissent pas assez pour pouvoir constituer la base des repas habituels du soldat. Parmi les poissons de mer frais ou salés, les plus gros, ceux dont la chair est le plus ferme et le plus colorée, nourrissent mieux que ceux qui sont plus petits, mous et blancs. On préférera donc les morues, les raies, les maquereaux, les saumons, les thons, les esturgeons, etc.

3° *Pain.* — Le pain très-épuré et très-blanc nourrit moins que le pain de seconde qualité. Bien que les parties corticales du grain ou le son n'ajoutent pas sensiblement, pour l'homme, aux éléments nutritifs du pain, et soient, sous ce rapport, bien inférieures à la fécule ou amidon, cependant elles communiquent au pain une substance aromatique, un goût spécial, et surtout une résistance à une dissolution digestive trop prompte, qui favorisent manifestement l'action physiologique, et la rendent indirectement plus réparatrice.

Il faut :

1° Que le pain soit bien levé, c'est-à-dire pourvu d'yeux assez grands dans toutes ses parties ;

2° Qu'il exhale l'odeur agréable qui lui est spéciale;

3° Que la mie soit homogène, élastique, et que les yeux y reparaissent quand on l'a modérément pressée ;

4° Enfin que la croûte soit dorée, sonore, et partout attachée à la mie.

Le pain est de mauvaise qualité, mal préparé ou mal cuit :

1° Quand il a une odeur fade ou de moisi ;

2° Quand sa teinte est trop foncée et inégale ;

3° Quand il contient des grumeaux de farine ;

4° Quand la mie se pelotonne en masse compacte ne revenant pas sur elle-même après la pression, ou est diffluente et grasse ;

5° Enfin quand la croûte est molle, blanche, ou brûlée et séparée en dessus de la mie.

Il importe de se tenir en garde contre l'addition dans le pain de substances étrangères à la farine de froment, et contre la diminution, dans celle-ci, de la quantité proportionnelle et nécessaire de gluten. On y parvient par l'examen des farines et par celui du pain, à l'aide de procédés et d'instruments qui sont à la disposition des officiers de santé, et qui ont déjà fait l'objet d'une instruction insérée au *Journal militaire officiel*, 2e semestre 1847, page 397.

4° *Légumes frais.* — Les légumes frais sont en général préférables aux légumes conservés et secs.

Les légumes farineux, comme la pomme de terre, les haricots, les lentilles, les pois, nourrissent plus que les racines et les légumes herbacés, tels que les choux, les épinards, l'oseille, etc. ; cependant il y a de l'inconvénient à s'en nourrir d'une manière trop continue, trop exclusive.

De temps à autre, en de certaines proportions, les choux, les navets, les carottes constituent des aliments très-salubres qu'il ne faut point négliger.

On peut ranger, sous le rapport de l'alimentation, à côté des végétaux précédents, certains produits des céréales, savoir : le gruau, le riz, le millet, etc. Ils se rapprochent des légumes féculents secs.

PRÉPARATION DES ALIMENTS. — La meilleure préparation de la viande comme base du régime est celle qui consiste à la faire bouillir et à obtenir de la soupe.

Les *ragoûts* et les *rôtis* ne conviennent qu'à titre d'addition à la base fondamentale du régime ; mais cette addition sera d'une grande utilité et ne doit jamais être négligée lorsque les circonstances le permettent.

1° *Bouillon.* — Pour la préparation de la soupe, il convient que la *viande* soit mise d'abord dans l'eau froide, et le feu poussé de manière à ce que la marmite entre aussi vite que possible en ébullition.

Alors on enlève avec l'écumoire ce qui arrive à la surface de l'eau.

Après cette opération il faut ajouter le *sel,* et le feu doit être ralenti, de manière à ne plus produire qu'un léger frémissement dans le liquide.

C'est une très-grande erreur que de penser obtenir une cuisson plus rapide en faisant bouillir promptement une marmite. L'eau n'élève jamais, à l'air libre, sa température au-delà de cent degrés ; c'est à ce degré que la cuisson s'opère : quand on fait bouillir fortement la marmite, l'eau, sans devenir plus chaude, s'évapore plus vite, et entraîne avec elle les éléments aromatiques du bouillon, c'est-à-dire ce qui lui donne la sapidité qui constitue une de ses principales conditions.

Quatre ou *cinq heures* sont nécessaires pour faire une bonne soupe.

Après la première heure ou plus tard, selon leur nature, on ajoute les *légumes* à la marmite. De ces légumes, les uns ont pour objet d'aromatiser, de colorer le bouillon, de le rendre plus sapide et plus agréable ; les autres d'augmenter la quantité de substance nutritive destinée au repas.

Des *oignons* ou des *carottes* brûlés ou séchés au four, une poignée de *persil,* quelques *clous de girofle* et un peu d'*ail,* plusieurs *panais,* des *poireaux* et des *carottes* fraîches, constituent les végétaux aromatisants. Nous le répétons, ils sont nécessaires non-seulement comme assaisonnement agréable, mais comme excitateurs du travail de la digestion.

Parmi les végétaux nourrissants se trouvent les *pommes de terre,* les *choux,* les *haricots,* les *pois,* les *lentilles,* et quelques produits de céréales comme le *gruau* et le *riz.* Jamais les légumes ne doivent être mis en telles proportions qu'ils altèrent profondément le bouillon et lui fassent perdre son goût spécial.

Les *légumes frais* sont préférables aux *légumes secs;* les farineux à écorce, comme les haricots, les pois et les lentilles, doivent autant que possible être alternés avec le gruau, le riz, et surtout les herbacés associés aux racines, comme les choux, les pommes de terre, les carottes, etc.

Les *légumes farineux,* et plus particulièrement les pois et les haricots, doivent être cuits de manière à ce que les enveloppes soient crevées et leur intérieur accessible au bouillon.

Les *légumes herbacés* et les racines doivent être devenus fondants, sans dureté, et ne pas croquer sous la dent. Il ne faut pas cependant qu'ils aient perdu leur forme et une certaine fermeté. — Le *gruau* est dans le même cas.

Le *riz* ne doit jamais être assez cuit pour perdre sa forme et pour se fondre dans la bouche : arrivé à cet état, il ne constitue plus qu'un corps diffluent, sans goût et sans faculté nutritive, la fécule étant presque entièrement décomposée.

La *proportion d'eau* à mettre à la marmite est telle que, pendant la cuisson, la réduction soit d'un tiers, et laisse à l'homme une quantité raisonnable de bouillon pour tremper sa soupe. Jamais il ne faut ajouter, après la cuisson, de l'eau à la marmite pour augmenter la quantité de bouillon. Cette pratique nuisible fait perdre à l'aliment ses meilleures qualités.

La soupe ne doit être ni trop épaisse ni trop claire. Le bouillon, versé bouillant sur le pain, doit l'avoir pénétré et ramolli dans toutes ses parties, sans lui avoir fait perdre sa forme et toute sa consistance. C'est à l'instant où l'on va tremper la soupe que le poivre doit être jeté sur le pain en proportion telle que le goût s'en fasse sentir, mais sans âcreté et sans échauffer la bouche et le gosier.

2° *Ragoûts.* — Les ragoûts qui peuvent être faits avec le bœuf frais ou déjà bouilli, le mouton, le porc frais ou salé, substances auxquelles on ajoutera toujours des légumes nourrissants et des assaisonnements convenables, ces ragoûts doivent être préparés de telle sorte que les viandes, divisées par morceaux, y soient parfaitement cuites, et que les légumes y aient été bien pénétrés des sucs et des principes aromatiques de ces viandes.

Il en sera de même des poissons et des ragoûts composés avec eux.

3° *Rôtis.* — Les rôtis au four ou à vase clos conviennent mieux, pour l'alimentation du soldat, que les rôtis à feu nu, difficiles à surveiller, et qui perdent par l'évaporation une partie considérable de leurs éléments liquides et aromatiques.

Autour des rôtis au four on peut placer des légumes, tels que pommes de terre, carottes, etc., qui ajoutent à leur goût, et augmentent avec avantage la quantité de l'aliment..

4° *Légumes.* — Des légumes seuls peuvent être préparés soit au lard, soit à la graisse; dans des conditions de bonne cuisson, ils fourniront une ressource très-utile dans le régime du soldat.

5° *Fromages.* — Cette observation s'applique parfaitement à certains fromages fermes, qui contiennent tous les éléments du lait sans avoir subi d'altération profonde par la fermentation, tels que les fromages de Gruyères et de Hollande. Dans les contrées abondantes en laitage, et dans des circonstances que les officiers de santé détermineront, les fromages frais et le lait caillé, avec du pain ou des pommes de terre, pourront être employés avec réserve à la nourriture du soldat.

6° *Fruits.* — Les fruits bien mûrs et de bonne qualité, pris en petite quantité à la fin du repas, ne peuvent qu'être utiles, en ajoutant à la variété de l'alimentation et en excitant agréablement le goût, ce qui est toujours une condition favorable à la digestion; mais ils ne conviennent point entre les repas, surtout si l'on prend en même temps des boissons aqueuses, et de très-graves maladies, ainsi que le constatent des expériences trop nombreuses, peuvent résulter de leur abus.

2° DES BOISSONS.

DES BOISSONS. — L'eau, les liquides fermentés et les liqueurs alcooliques provenant de la distillation sont les boissons dont l'homme fait habituellement usage.

Les boissons sont des aliments liquides qui fournissent à l'homme non-seulement l'eau nécessaire pour diviser, suspendre et dissoudre les matériaux solides, mais encore des éléments qui, par leur combinaison, augmentent la masse de ces matériaux.

Plusieurs boissons contiennent de plus en solution des éléments nutritifs ou stimulants et aromatiques : tels sont la bière, le cidre, le vin.

1° *Eau.* — L'eau est la boisson la plus naturelle à l'homme et aux animaux. Elle doit être limpide, légère, dissolvant le savon sans former de grumeaux, et cuire bien les légumes secs.

Certaines eaux de source et de puits, les eaux provenant de neiges fondues à peu de distance dans les montagnes, ou artificiellement, ne contiennent pas d'air et sont pesantes à l'estomac. Il faut les agiter ou les transvaser plusieurs fois en les versant de haut, pour leur faire absorber le principe qui leur manque et qui est indispensable pour les rendre faciles à digérer.

Les eaux stagnantes, qui exhalent une odeur de marais ou de putridité, doivent être bouillies, ou mieux encore filtrées au charbon ; dans le premier cas il faut leur restituer, par l'agitation, l'air que l'ébullition leur a fait perdre.

Enfin on débarrasse les eaux des matières boueuses qui les troublent en les faisant filtrer sur du sable ou du gravier.

Il est de la plus grande importance, pour la conservation de la santé, d'éviter l'usage trop abondant de l'eau, surtout entre les repas. La présence d'une grande quantité de ce liquide dans l'estomac le fatigue, lui fait perdre de son énergie, et rend les digestions subséquentes plus pénibles. Les aliments mal élaborés ensuite fournissent des sucs imparfaits. Des diarrhées et d'autres affections abdominales se développent, et la vie peut être très-gravement compromise.

2° *Vin, bière, etc.* — Il est utile à la santé du soldat de boire, indépendamment de l'eau, une certaine quantité de liquide fermenté. A défaut de *vin rouge,* qui est préférable sous tous les rapports, la *bière,* le *cidre,* le *poiré,* pourront être employés.

Tous ces liquides doivent être francs, sans mélange, sans sophistication.

Coupé avec de l'eau, le vin rouge forme, pendant les chaleurs de l'été, la meilleure boisson désaltérante pour le soldat.

Les *vins blancs,* plus excitants, sont moins salutaires.

A défaut des liquides fermentés généralement employés parmi les populations, le soldat peut préparer des bières légères, telles que celle de M. Durand, dont la formule a été publiée, et dont l'essai, fait dans plusieurs garnisons, a été très-satisfaisant.

Dans les pays chauds, l'infusion de *café* est une boisson excellente.

3° *Eau-de-vie.* — L'eau-de-vie, même la meilleure, prise habituellement, est peu favorable. Prise à jeûn le matin, elle est pernicieuse et doit être généralement interdite.

L'eau-de-vie ne peut être employée qu'à défaut de vin ou d'autre liquide fermenté, et étendue d'eau dans les proportions convenables. Il faut alors faire le mélange instantanément, dans des vases en grès revêtus intérieurement d'une bonne couverte vernissée.

On peut y ajouter avec avantage de la réglisse, afin de la rendre plus agréable.

CHAPITRE DIXIÈME.

Devoirs des chefs d'établissement, des maîtres et des élèves relativement à la nourriture. – Inspection de l'autorite supérieure.

1° DEVOIRS DES CHEFS D'ÉTABLISSEMENT. — Le *proviseur* a la direction et la haute surveillance sur toutes les parties du service administratif des lycées; l'économe le seconde en exerçant son action et son contrôle sur tous les détails du service matériel. *(Instruction du 9 avril 1863.)*

L'*économe* veille particulièrement au bien-être des élèves, au régime alimentaire des lycées. *(Instruction du 9 avril 1863.)*

Il assiste à la réception des fournitures de toute espèce, et notamment aux livraisons quotidiennes de la viande et du pain. *(Arrêté du 30 mars 1863, art. 1er.)*

Le *commis d'économat,* sous l'autorité de l'économe, prend part à la surveillance intérieure. *(Arrêté du 30 mars 1863, art. 2.)*

Après ces prescriptions, écoutons Rollin : « Ce qu'un père est dans sa famille, le principal l'est dans un collége; il doit avoir l'attention et la tendresse d'un père, et donner ses premiers soins à la santé des enfants, qui est la base et le fondement de tout le reste. Elle dépend beaucoup de la nourriture, qui, jointe au mouvement et à l'exercice, sert à faire croître les enfants, à les fortifier, à leur donner une bonne constitution, et à les mettre en état de soutenir les fatigues des différents états où la Providence les appellera un jour.

« Pour cela il faut que la nourriture soit *simple,* mais *bonne, solide* et *réglée.*

« Le moyen que la nourriture soit telle qu'elle doit être, *et ceci me paraît un principe essentiel en matière d'économie,* c'est de prendre ce qu'il y a de *meilleur* en tout genre : le meilleur *pain,* la meilleure *viande,* la meilleure *huile,* le meilleur *beurre,* etc.; et j'ai connu par expérience qu'il n'en coûtait pas beaucoup plus, surtout si l'on a soin de payer régulièrement ceux qui font les fournitures, moyennant quoi l'on est assuré d'être toujours bien servi. » *(Rollin,* Traité des Etudes, *2e partie, chapitre 1er.)*

Mgr. Dupanloup vient confirmer Rollin en ces termes :

« Il faut que la nourriture soit *saine* et *abondante;* que la *qualité* et la *quantité* n'y manquent jamais, sans profusion toutefois et sans vaine délicatesse.

« Le supérieur d'une maison doit chaque jour s'assurer de ces choses, et pour cela tout examiner par lui-même. Si la simplicité, la frugalité et la sobriété des repas sont nécessaires; s'il ne doit rien s'y trouver ni de recherché, ni d'exquis, ni d'épicé et de haut goût, tout doit y être *excellent*.

« Il faut le meilleur *pain*, toujours bien cuit; les meilleures *viandes :* jamais rien de seconde qualité, les parties animales les plus nobles, les plus nutritives; les meilleurs *légumes :* il faut pour l'hiver les faire venir en provision des provinces où ils ont le meilleur renom.

« Les *fruits* de la saison doivent être toujours bien mûrs; les *pâtisseries* bien faites; aux jours maigres, les *poissons* très-frais. L'*huile* doit être de première qualité; le *vinaigre* choisi. Enfin un *vin* bon et fort doit être employé à préparer aux enfants une boisson convenable à leur tempérament, légère, saine et agréable au goût. » *(Dupanloup, évêque d'Orléans.)*

« Un obstacle à la règle que j'établis ici, ajoute Rollin, serait de la part du principal un grand désir d'amasser du bien. Mais je ne dois soupçonner personne d'une disposition d'âme si éloignée du caractère d'un homme de lettres et d'un homme d'honneur, qui sait mieux que tout autre que ce serait dégrader son ministère que de l'exercer par des vues basses d'intérêt, et de mettre à prix le soin qu'il prend d'élever la jeunesse. Il est bien juste que les peines qu'on se donne en ce genre, qui font la partie la plus onéreuse et la plus inquiétante du gouvernement d'un collége, soient récompensées même temporellement. Un principal, pour bien faire toutes choses et agir en tout généreusement, doit être à son aise et au large. Mais le moyen d'y parvenir (et plusieurs en ont fait une heureuse expérience) c'est de ne rien épargner pour la nourriture des pensionnaires. » *(Rollin,* Traité des Etudes, *2e partie, chap. 1er.)*

Le *régime* des instituteurs et celui des élèves sera convenablement le même, sauf les seules exceptions que l'âge, les travaux, quelquefois les infirmités, et le bon sens, par conséquent, indiquent comme nécessaires. Mais ce sera toujours la même nature d'aliments, la même table, la même préparation, le même service. *(Dupanloup, évêque d'Orléans.)*

2° **DEVOIRS DES MAITRES.** — Il ne suffit pas que le principal soit lui-même désintéressé et généreux; il faut qu'il inspire les mêmes sentiments à ceux qui, sous son nom et à sa place, seront chargés de l'économie, et qu'il veille exactement sur leur conduite, dont il est responsable au public. Une marque sûre qu'il désire sincèrement de remplir en cela son devoir, c'est de donner aux maîtres, sur cet article, comme dans tout le reste, une entière liberté de lui porter leurs plaintes, de les y exhorter publiquement, de déclarer que ce sera lui faire plaisir que d'en user avec lui de la sorte, de recevoir leurs remontrances d'une manière qui le prouve, et surtout d'en faire l'usage que la justice et la prudence exigeront de lui. Pour épargner aux maîtres la peine qu'une telle démarche cause naturellement, il pourrait leur indiquer dans le collége quelques personnes, comme le sous-principal ou quelque autre, avec qui ils s'expliqueront plus volontiers et plus librement; il doit compter que c'est là l'unique moyen d'arrêter les discours.

Les maîtres, de leur côté, doivent sur cet article marquer beaucoup de modération, et ne jamais se plaindre à table des mets qu'on y sert, pour ne point accoutumer leurs écoliers à une trop grande délicatesse sur le boire et sur le manger, et pour ne point autoriser par leur exemple un esprit de plainte, de murmure, qui n'est propre qu'à semer la division et à fomenter le mécontentement dans un collége. Il faut se souvenir que, quelqu'attention et quelque bonne volonté qu'ait un principal, il est impossible que dans une grande économie il n'échappe quelques fautes et quelques négligences que la prudence et la charité des maîtres doivent couvrir et dissimuler. *(Rollin,* Traité des Etudes, *livre 8, 2e partie, chap. 1er.)*

3° **DEVOIRS DES ÉLÈVES.** — Le *pain* doit toujours être à discrétion. Mais il faut bien faire comprendre aux enfants quels devoirs une telle confiance leur impose, quelle honnêteté, quel respect pour soi et pour les autres, quel respect surtout pour Dieu et pour les pauvres : pour Dieu qui donne le pain, et pour les pauvres qui en manquent.

Ce n'est pas pour fouler le pain aux pieds, pour le jeter, le gâter ou le salir qu'il leur est généreusement prodigué par la Providence. C'est pour le traiter honorablement, comme il convient à des enfants bien élevés; religieusement même, comme il convient à des enfants chrétiens.

Au petit séminaire de Paris et dans d'autres maisons d'éducation ecclésiastiques, les *légumes* étaient aussi à discrétion aux deux principaux repas.

Telles sont les précautions bonnes à prendre relativement à la nourriture.

Ces précautions empêcheront-elles que les choses ne soient pas toujours aussi parfaites qu'on le voudrait ? Non, et il faut accoutumer les enfants à souffrir, sans se plaindre, les inconvénients qui sont inévitables, passagers, et d'ailleurs sans conséquence pour leur santé. Il faut qu'ils sachent qu'on est souvent fort mal servi dans les maisons les plus opulentes, quelquefois même chez les rois. Il faut leur faire remarquer, ce qui est vrai, *que les enfants qui se plaignent sont en général ceux qui ont été le plus mal nourris chez eux,* ou bien ceux qui y ont été trop bien traités et gâtés, et dont le corps a été plus et mieux nourri que l'esprit.

Ceux qui ont la misérable habitude de se plaindre de la nourriture le font en cédant à de mauvais instincts de diverses sortes : les uns font les difficiles par *sensualité,* les autres par *vanité,* quelques-uns enfin par *sottise* et *faiblesse* d'entraînement au mauvais exemple.

Il peut cependant se rencontrer des enfants dont la santé affaiblie, délabrée, demande un régime plus délicat.

Il peut se rencontrer aussi des jeunes gens qui, arrivés à un certain âge et au moment d'une croissance excessive, ont besoin d'une nourriture plus forte.

Ces besoins légitimes, constatés comme il convient, doivent être pleinement satisfaits.

L'instituteur, comme un père, doit tenir entre tous ses enfants la balance d'une main équitable.

Il doit pouvoir se rendre cette justice qu'il n'y en a pas un parmi eux dont la fortune, la naissance ou les qualités mondaines obtiennent de lui plus que d'autres. *(Dupanloup, évêque d'Orléans.)*

INSPECTION ET SURVEILLANCE. — Le *bureau d'administration* surveille et contrôle l'administration matérielle des lycées ; il vérifie par ses délégués si le service économique est régulièrement organisé. . ., si les prescriptions réglementaires sur l'hygiène et la nourriture sont scrupuleusement observées, si les fournitures de toute nature sont faites dans de bonnes conditions et soumises à un contrôle efficace. *(Arrêté du 31 mai 1863, art. 18.)*

L'*inspecteur d'Académie* exerce sur le service intérieur et sur la comptabilité des lycées une surveillance et un contrôle permanents.

Il doit se transporter fréquemment dans l'établissement, assister aux repas des élèves, et visiter avec soin les différents services (1). *(Arrêté du 30 mars 1863, art. 12.)*

(1) La mission des inspecteurs d'Académie ne se borne pas à rechercher et à constater des abus ; ils doivent, par des communications incessantes, par de sages

Le *recteur* dirige, assisté au besoin des inspecteurs d'Académie, les établissements publics d'instruction secondaire. *(Décret du 22 août 1854, art. 17 et 19.)*

Les *inspecteurs généraux* doivent vérifier si l'administration intérieure des lycées est dirigée avec ordre, économie, et de manière à assurer le bien-être des élèves.

Les inspecteurs généraux calculeront leur route de manière à pouvoir descendre au lycée à l'heure du dîner, avant qu'on soit averti de leur arrivée dans la ville.

Ils goûteront les mets et les boissons, et porteront leur attention sur la qualité et la préparation des aliments, ainsi que sur la manière dont tout est servi.

Ils se feront représenter le registre des consommations, et vérifieront si la nourriture est suffisamment variée, et si la charcuterie et la pâtisserie ne tiennent pas une trop grande place dans le régime alimentaire.

Dans le cas où le service leur paraîtrait avoir été modifié pendant leur séjour et en vue de leur inspection, ils auront soin de le faire connaître.

Ils feront supprimer immédiatement toute fourniture d'aliments faite à des fonctionnaires ou à des employés qui n'y auraient pas droit. *(Instruction du Ministre aux inspecteurs généraux.)*

Rapport des inspecteurs généraux. — Relativement à la nourriture, le rapport des inspecteurs généraux doit contenir les réponses aux questions principales suivantes :

1° Les dispositions de l'arrêté du 1er septembre 1853 sont-elles ponctuellement exécutées dans toutes leurs parties ?

2° La *nourriture* est-elle saine, abondante, convenablement préparée et suffisamment variée ?

3° Le *vin*, le *cidre* ou la *bière* sont-ils de bonne qualité ?

4° L'*abondance* est-elle convenablement préparée ?

5° Comment sont composés les *déjeuners* servis aux élèves, l'été, l'hiver ?

6° Le jour où il y a deux plats de viande *à dîner*, le second plat est-il garni de légumes ?

conseils, soutenir le zèle, féconder les inspirations des proviseurs et économes, et, tout en respectant la liberté d'action que les règlements accordent à leur responsabilité, exercer par un commerce assidu et bienveillant le contrôle qui leur appartient. (*Instruction du 9 avril 1863.*)

7° La *viande* est-elle servie aux élèves découpée en portions individuelles ou en morceaux comprenant plusieurs portions ?

8° Les quantités prises pour les *domestiques* sont-elles mises en réserve, ou sont-elles réunies aux morceaux servis aux élèves ?

9° Quelles sont les précautions prises pour empêcher la déperdition du *pain ?*

10° D'après quelle base est faite la division des *élèves* en petits, grands, moyens ?

11° Prend-on toutes les précautions nécessaires pour que les *élèves* aient une nourriture proportionnée à leur croissance physique, et pour que tous, quelle que soit la classe à laquelle ils appartiennent, reçoivent les portions de viande que réclame leur âge ?

12° Les *maîtres* sont-ils servis tous aux mêmes heures que les élèves ? — Leur nourriture est-elle entièrement conforme à celle des élèves, notamment en ce qui concerne le déjeuner ?

13° Les *domestiques* sont-ils nourris avec la desserte ? — Dans le cas d'insuffisance de cette desserte, quelles sont les quantités supplémentaires prises pour les domestiques ?

14° La *table commune* est-elle servie des mêmes mets et aux mêmes heures que la table des élèves ? — Quel local lui est affecté?

APPENDICE.

Rendement des principales viandes de boucherie.

Cette question du rendement de la viande est trop importante pour les économes pour que nous n'en parlions pas à la première occasion qui nous est offerte : selon les résultats trouvés, ils peuvent être jugés plus ou moins sévèrement ; il importe donc de chercher à éclairer cette question. Voici les résultats qui ont été constatés par suite de quatre années de calculs au lycée Napoléon (1) :

Bœuf...	Os............................	575k50
	Graisse.........................	62 50
	Perte par la cuisson et les déchets....	751 87
	Viande cuite, parée, distribuable.....	1,206 13
	Total ou viande crue.......	2,596 00

(1) La viande se compose, d'après le marché, des morceaux suivants :
Pour le *bœuf* bouilli et à la mode, de cuisses entières ;
Pour le *veau*, de cuissots coupés à la première jointure ;
Pour le *mouton*, de gigots coupés à la première jointure, sans selle.

Veau...	Os..............................	822k50
	Graisse.........................	48 50
	Perte par la cuisson et les déchets....	708 45
	Viande cuite, parée, distribuable.....	1,528 55
	Total ou viande crue.......	3,108 00

Mouton..	Os..............................	502k50
	Graisse.........................	90 00
	Perte par la cuisson et les déchets....	684 05
	Viande cuite, parée, distribuable.....	1,153 45
	Total ou viande crue.......	2,430 00

Si nous comparons à la viande reçue, crue et non désossée, les différents produits qu'elle donne et les pertes qu'elle éprouve avant d'arriver sur la table des élèves, nous trouvons les résultats indiqués par le tableau suivant, fractions négligées :

	BŒUF.	VEAU.	MOUTON.	MOYENNE générale.
Os............... p. 0/0.	22 »	26 1/2	20 1/2	23 »
Graisse......... .. p. 0/0.	2 1/2	1 1/2	4 »	2 3/4
Perte par la cuisson et les déchets.... p. 0/0.	29 1/4	23 1/2	28 1/2	27 »
Viande cuite, parée, distribuable.. ... p. 0/0.	46 1/4	48 1/2	47 »	47 1/4
Totaux.........	100 »	100 »	100 »	100 »

Pour le bœuf et le mouton, la perte par *cuisson* est de 26 p. 0/0; pour le veau, de 23 p. 0/0. Ces calculs, qui ont été faits en 1860, 1861, 1862, 1863, sous la direction de M. Bois, ancien économe du lycée Napoléon, sont aussi exacts que possible pour les os, la graisse et la perte par la cuisson ; ils se trouvent sensiblement d'accord avec les données du rapport de M. Bérard (perte : 1/4 os, 1/4 cuisson). Ce qui réduit la viande crue après cuisson et l'enlèvement des os et de la graisse à moitié de son poids.

Quant à la perte provenant des *déchets,* on comprendra qu'elle soit variable selon qu'on retire plus ou moins de la viande cuite, en faisant les portions des élèves, toute partie qui n'est pas viande proprement dite, comme peaux, graisse, tendons, etc. Cette remarque est si vraie que, par suite d'une attention plus grande de retrancher de toute portion ce qui n'est pas viande proprement dite, nous avons constaté dans de récents calculs (1866) une augmentation notable dans les déchets, qui, au lieu de rester comme dans nos premiers calculs à 2,50 ou 3 p. 0/0, se sont élevés jusqu'à 6 p. 0/0, et c'est ainsi que la viande distribuable est descendue quelquefois :

Pour le bœuf, jusqu'à 40 p. 0/0;
Pour le veau, jusqu'à 45 p. 0/0;
Pour le mouton, jusqu'à 43 p. 0/0;

mais ce n'est là que l'exception et l'extrême limite que nous avons trouvée.

Nos derniers calculs faits au lycée de Vesoul depuis le 15 octobre 1866 jusqu'à ce jour, 20 novembre, donnent les chiffres suivants (1) :

	BOEUF.	VEAU.	MOUTON.	MOYENNE générale.
Os. . . . . p. 0/0.	19	21	19	19.66
Cuisson . . . . p. 0/0.	32	26	31	29.66
Déchets . . . . p. 0/0.	6	4	4	4.66
Viande cuite, parée, distribuable . . . . . . p. 0/0.	43	49	46	46 »

Les résultats de nos calculs pourront étonner quelques personnes, surtout quelques inspecteurs; mais ils n'étonneront pas, à coup sûr, ces malheureux économes qui, pour les satisfaire en ce point, imposent à leur propre bourse d'augmenter la quantité de la viande employée pendant les jours d'inspection, afin que le rendement voulu de 50 p. 0/0 soit atteint.

(1) Le bœuf reçu se compose à poids égal de parties de cuisses, sans queues, ni jambes, ni genoux, et de palerons sans jambes ni crosses.

Le veau et le mouton se composent uniquement de cuissots et d'épaules à poids égal, sans collet, ni côtes, ni queues.

Nos calculs ne sont pas les seuls qui donnent de tels résultats.

1° Dans les hôpitaux militaires de toute la France, le rendement a varié de 33 p. 0/0 à 48 p. 0/0. Les résultats généraux sont pour :

1° Les os et résidus, de 21 p. 0/0 ;
2° Le déchet de cuisson, de 40 p. 0/0 ;
3° Viande distribuable de 39 p. 0/0 ;

2° A l'école polytechnique, on compte d'après les tarifs que le rendement est pour :

1° Le bœuf *bouilli* ou en *ragoût,* de 38,90, soit 39 p. 0/0 ;
2° Le bœuf, le veau et le mouton *rôtis,* de 35,30 p. 0/0 ;
3° Le mouton *laissé avec les os,* de 64,40 p. 0/0.

Ainsi les os dans le mouton sont comptés pour 19,10 p. 0/0.

3° Dans les hospices et les hôpitaux civils de Paris, le rendement réglementaire (1853) de la viande est de 47 p. 0/0 environ pour la *viande distribuable.* Le règlement de 1841 indiquait 50 p. 0/0 environ ; mais des expériences postérieures ont, comme on le voit, réduit de 3 kilog. ce rendement.

De plus il est accordé en dépense aux comptables des hospices et hôpitaux, sur la viande crue, 10 p. 0/0 pour compensation du déchet de dessiccation de la viande avant la distribution, du trait donné à chaque pesée et de quelques débris occasionnés par le dépècement.

Ce 10 p. 0/0 en viande crue donne, sur les 47 p. 0/0 de viande distribuable, une réduction de 4^{k}70. Le rendement définitif admis en dépense est donc de 42,30 p. 0/0.

4° M. M. Lévy, dans son *Hygiène,* relate (page 809, t. Ier) que la Compagnie hollandaise n'obtient que 500 grammes de viande cuite désossée sur 1,125 grammes de viande crue non désossée. La perte est donc de 625 grammes, ainsi répartie :

Os........ 230 grammes, soit 20,50 p. 0/0 ;
Cuisson.... 395 — 34,50 p. 0/0.

La viande cuite et désossée n'est donc que de 45 p. 0/0, et il faut encore en retrancher les déchets provenant du service.

CONCLUSIONS. — Que conclure de tout ce que nous venons de dire sur le rendement de la viande? C'est que ce rendement diffère assez, d'après les documents certains que nous avons cités, pour que nous soyons autorisé à conclure qu'il y aurait témérité à ne pas admettre la moyenne ordinaire entre 45 et 47 p. 0/0. Et pourquoi ce rendement est-il aussi variable? C'est que les causes qui l'influencent sont nombreuses et ne sauraient se rencontrer toujours au même degré dans les différentes expériences qui ont été faites et peuvent être faites. Il nous suffira donc d'énumérer ces principales causes pour qu'on comprenne facilement qu'il est impossible de ne pas avoir les résultats variables que nous avons signalés.

En effet le rendement de la viande dépend principalement des différentes espèces de bestiaux : bœuf, veau, mouton ; il varie dans la même espèce selon l'âge des individus, leur nourriture, etc. etc.; dans le même individu selon les parties du corps, etc.; et dans les mêmes parties du corps, il variera selon la manière dont la viande aura été dégraissée, selon le mode et le degré de cuisson, etc. etc.

Ce problème ainsi posé, et on ne peut le poser autrement pour être vrai, est donc d'une solution des plus difficiles et des plus délicates.

TABLE ANALYTIQUE DES MATIÈRES.

E

F

G

H

I

L

M

FIN.

www.ingramcontent.com/pod-product-compliance
Ingram Content Group UK Ltd.
Pitfield, Milton Keynes, MK11 3LW, UK
UKHW021908260726
13966UKWH00006B/1284